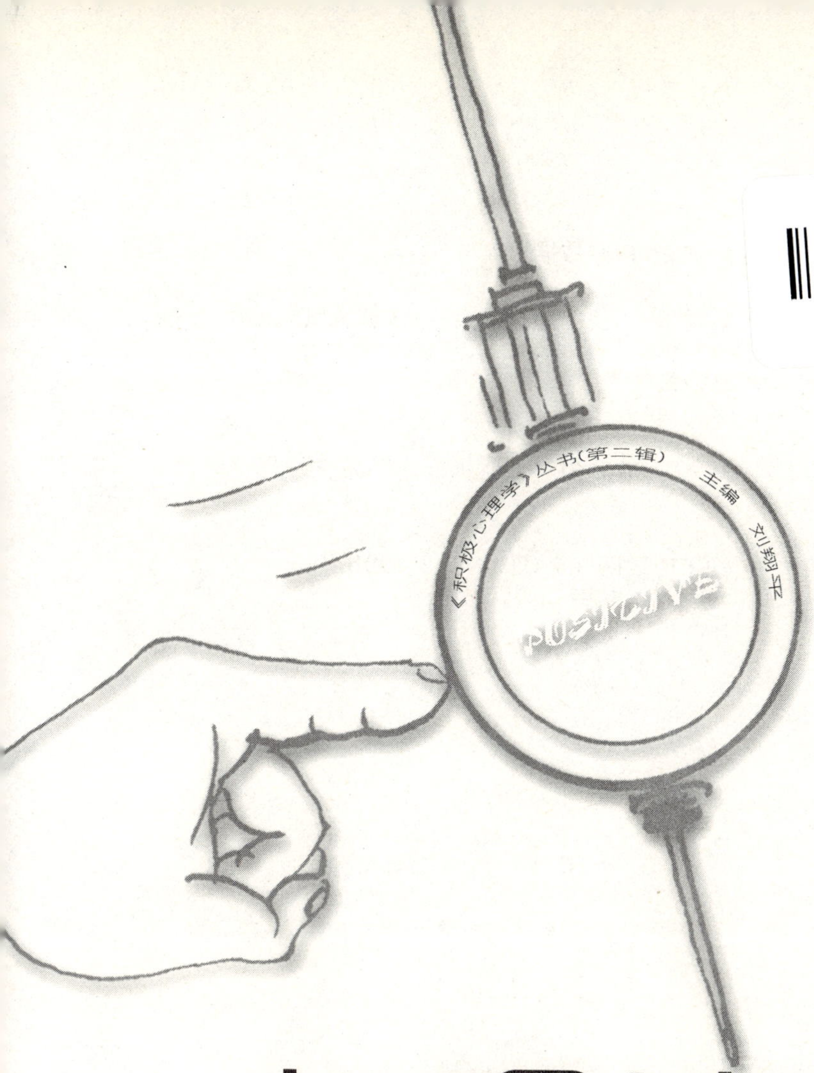

心理流畅感

赵文 著

江蘇鳳凰教育出版社
Phoenix Education Publishing, Ltd

图书在版编目（CIP）数据

心理流畅感 / 刘翔平主编. -- 南京 ：江苏凤凰教育出版社，2014.10
（积极心理学丛书）
ISBN 978-7-5499-4487-3

Ⅰ. ①心… Ⅱ. ①刘… Ⅲ. ①心理健康—研究 Ⅳ. ①R395.6

中国版本图书馆CIP数据核字(2014)第248821号

书　　名　心理流畅感
丛书主编　刘翔平
作　　者　赵　文
责任编辑　刘　芳
出版发行　凤凰出版传媒股份有限公司
　　　　　江苏凤凰教育出版社(南京市湖南路1号A楼　邮编 210009)
苏教网址　http://www.1088.com.cn
照　　排　南京紫藤制版印务中心
印　　刷　镇江中山印务有限公司(电话 0511－86917816　86917818)
厂　　址　丹阳市朝阳路1－3号
开　　本　787毫米×1092毫米　1/16
印　　张　7.5
版　　次　2014年11月第1版　2014年11月第1次印刷
书　　号　ISBN　978－7－5499－4487－3
定　　价　15.00元
网店地址　http://jsfhjycbs.tmall.com
新浪微博　http://e.weibo.com/jsfhjy
邮购电话　025－85406265,85400774 短信 02585420909
盗版举报　025－83658579

序

积极心理学：当代人的精神救赎

积极心理学不仅是代表着从对病态心理的研究偏好到对以人的积极心理品质为重要内容的完整人研究的重要学术转向，而且也代表着一种人性高峰和生活理想追求的价值观。尤其针对当代我国社会转型时期精神价值方向的迷失、功利主义和实用主义占主导价值的现状，积极心理学更像一股纯净的清泉，具有荡涤心灵的作用。

积极心理学所倡导的积极品质原本就存在于人的心灵中，是人类大脑进化的产物，但这些美好的品质由于在物种进化过程中出现得较晚，是人类近几千年进入文明时代的大脑新功能，所以不像焦虑、抑郁、愤怒等消极品质那样具有进化数万年，甚至数十万年的本能性，而是如马斯洛所说的为“似本能”或“类本能”，也就是说，是半自动化的或非自动化的、接近中性的、不太强烈的心理品质，很容易受到不利环境的抑制，需要后天挖掘和培养。人类的积极心理品质需要充分安全的环境和相对富裕的物质生活条件才会充分显现出来。消极情绪的本能性对应着特异的行为模式，如恐惧使人逃跑，愤怒使人搏斗，而积极心理的似本能性并不对应特殊的行为模式，如满意和幸福感使人宁静，它们没有引起特殊的行为模式，所以人们不容易认为它们是人类本身具有的心理品质，而是倾向于认为它们仅仅是一些理想主义的传说或者道德说教者的杜撰。人们被经验蒙蔽，更倾向于认为享受、竞争、贪婪、嫉妒、焦虑、抱怨才是真实的情绪和真实的人性，“我多你少”“我赢你输”的短缺经济学的马太效应才是生命的真谛。200年前边沁提出的享乐主义的价值观如此深入人心，以至于一些当代人唾弃利他、宽容、感恩、希望、乐观等人性的高级品质和高级需要，人们不知，这些实用主义的和功利主义的价值观并未能使人远离动物本性多远，跟着感觉走并不会导致真正的大幸福。

经济发展本身不是生活的目的，更不是什么唯一最高的硬道理，GDP 只是实现人的生活全面幸福的手段。如果经济发展了，人们步入小康生活，而抱怨和精神痛苦却日益增加，像富士康公司那样出现了所谓的“十几跳”的自杀现象，经济的发展就不是什么硬道理，而是痛苦之源和罪恶之源了。经济发展的唯一目的是让人们过上幸福的生活，而积极心理学研究发现，这种幸福生活却是一种主观感受和意义感。也就是说，人们仅仅是为主观的某种满意的感受而活着。当然我们也不否认高楼大厦、汽车电脑对于幸福生活的作用，但这些作用必须化做某种人的主观幸福感受来衡量才有其真正的现实意义。

当处于社会转型时期的人们精神空虚的时候，当改革开放时期的人们对人的高级本性出现全面怀疑的时候，当人们面对什么都不信的精神困惑的时候，当代积极心理学应当也有能力提供灵魂的救赎之路。

首先，当代积极心理学具有可信的资料来源，这就是科学方法论的基础。当代积极心理学起源于 20 世纪 90 年代的实证研究，是从实验设计、数据的收集中产生的。如赛利格曼的习得乐观就是沿袭了其习得无助的研究成果，是经过反推而精心提出的研究模式。人类历史上有关人的高级本性和什么是高质量的生活曾经产生过不少学说和理论，但大多数与宗教和哲学有关。20 世纪 50 年代，以马斯洛为代表的人本主义心理学曾经就高级人性进行了系统的诠释，可其观点仍然只是停留于论述和思辨，只有当代积极心理学将这种理论和学说置于科学实验的检验之上，也是唯一将对高级人性和心理品质进行科学检验的学科。由于在高级的人性和心理品质领域，思辨和宗教一直占据统治地位，这种被科学检验的理论应当更加容易被当代人所接受，填补精神信仰的空白。因为，在当代社会，科学精神深入人心。

其次，当代物质文明极大发展，解决了衣食住行等温饱问题，富裕起来的社会为人积极品质的实现和开发提供了切实可行的条件。基本需要满足的人才能产生高级的需要，才有资格触摸高级的人性。传统社会处于短缺经济学统辖之下，由于生产力低下，不能实现共同富裕，只有遵循竞争法则，我有你没有，我多你就少。由于资源有限，人们追求利益最大化，将有限生命投入到享受中去，最大限度地享受生活。所以，边沁的享乐主义和功利主义成为主流价值观。当代相对富裕的社会满足了人的低级需要和低级本性，满足了生理和安全的需要后，使人们有资格开发高级本性，追求个性化的理想生活目标。经济发达所要求的积极人性与传统竞争社会中的人性不一样，这些积极的品质遵循着物质极大丰富的富裕经济学的原则，使人认识到人性的丰富及人与人之间的合作与联结，从而追求高质量的生活方式。体现为他人很重要，即我好并不妨碍你也好，我积极并不妨碍你积极，我的幸福和宽容并不妨碍你的幸福和宽容，反而是一种相互促进与增进。在高级人性和高级需要层面上，我越是成为我自己，越是实现了这些需要，就同时意味着他人也越是幸福的，越有可能实现了高级需要。高级的人性本质上是利他的、利社会的，是双赢的模式。

那么，这种被科学所检验了的积极心理学宣扬什么样的主要观点呢？说来具有戏剧性，这些人生的高级心理品质和积极情绪及其价值是与中国传统文化相吻合的思想，也是两千年前古人提出过的思想，即追求真、善、美、勇、忍、义、礼、达等高尚人格特点及这些高级需要的行为表达。其目标为：使人成为一个高尚的人、一个纯洁的人、一个脱离了低级趣味的人、一个有益于人民的人、一个乐观的人、一个有创造力和想象力的人、一个有爱心的人、一个宽容的人、一个具有感恩之心的人、一个专注于做事和享受做事过程的人、一个有梦想的人、一个具有抗逆力的坚强的人，总之，具有一切积极美好品质的人。

具体来说，积极心理学关注如下主题，我们的丛书也是围绕着这样的主题来设计的。

第一是积极情绪的作用和规律。传统心理学只重视消极情绪的研究，而积极心理学首次发现了积极情绪的扩展-建构作用，积极情绪使人产生创造性和利他行为，使人加强联结，认知更加灵活，并勇于追求梦想。所以，我们设计了幸福感和积极情绪的力量这两个选题。

第二是积极的认知。积极心理学另一个重要的研究领域是积极的认知，包括乐观与希望，即从积极的角度分析问题、解决问题。乐观侧重于对未来的积极信念和解释，而希望则更加着重把信念与行为、期望与实现期望的途径结合起来，更具有可操作性。结合乐观研究，我们还设计了心理韧性这个选题。心理韧性又叫复元力，主要关注一些人为什么容易从逆境中恢复，这些人具有什么样的特点。这也与积极的认知和积极的应对有关。

第三是积极的关系。积极心理学认为，他人很重要，积极意味着实现和表达人性的善良。这个方面，我们推出了两个重要选题，一个是感恩，另一个是宽容。积极心理学并不是倡导个人享乐与幸福，因为人生的意义并不是享乐与幸福，而是和谐与丰富、有意义和有价值。而人生的积极意义一定离不开他人，人的重要需要都有赖于他人，所以人际和谐是积极心理学最为重要的内容。

第四是美德与优势。积极心理学相对于强调人性病态和缺陷的传统心理学，更加重视人类的优势与美德，主要研究积极的人格特点和行为优势，强调开发人的潜能和价值。所以本丛书也包括人格优势一书，这是国内的第一本有关著作。

本丛书将全面而系统地描述上述这些高雅的、令人圣洁的积极心理学理论。目前，虽然国内出版了一些同类选题的书籍，但与之相比，本丛书仍然具有其特点。第一，目前已有的书，多是翻译国外的作品，虽然原汁原味，但由于缺少国内学者的整合和组织，写作表达风格不一定适合中国的读者。其次，一些国内作者写的通俗书籍过于随意发挥，把个人的观点和思想强加给了积极心理学，不能代表当代积极心理学的研究成果。第三，目前同类书籍缺少系统性，多是从某一主题出发展开论述，不能使人全面了解积极心理学。本丛书正是试图弥补上述不足，以当代积极心理学的研究成果为基础，加上本土学者的理解和思考，力图实现语言和思维的中国化，力图使人们了解积极心理学的思想精髓和全貌。

由于本丛书试图让普通人了解积极心理学观点，所以省去了一些所引用的科学研究成果的来源，但基本尊重原作者的观点，对这些献身于积极心理学研究的学者名字都没有进行任何省略。在此，希望博得学界谅解，并对这些积极心理学的开拓者和研究者表示深深的感谢。

刘翔平

2013年2月于北京师范大学

前言

与“幸福感”相比，“流畅感”(flow)则是相对陌生的概念，我们可以简单地将它阐释为一种“专注于做事并享受过程”的极佳状态。已有研究证明，流畅感与幸福感呈现出了显著的正相关，也即是说，越常体验到流畅感的人也将更多地感受到幸福。自20世纪60年代希斯赞特米哈伊(Mihalyi Csikszentmihalyi)偶然发现艺术家在完成作品时表现出的这一状态并进一步提出“流畅感”的概念以来，研究者们从流畅感形成的心理机制、特征、产生条件等方面进行了大量的研究，极大地丰富了积极心理学领域的研究成果，它们与本丛书其他专题的内容一道解构了积极心理状态，将其具体化为一个个我们需要把握的要素以及可以实现的目标。

本书以“流畅感”为主题，依据希斯赞特米哈伊教授有关流畅感的著作和研究谋篇布局，试图在忠实于相关理论、研究成果的基础上，通过对具有代表性的生活实践经历的描述，融入自己的解读与体会。本书的第一部分(第1、2章)从生活现象出发，与读者一同探索了生活中缺乏流畅感的主要原因，流畅感的表现形式、内涵与特征，阐述了流畅感的产生条件及其对生活的改变作用。第二部分(第3章到第7章)主要探讨了流畅感在学习、工作、休闲、人际关系、活在当下的生活方式这五个方面所体现的积极作用，以及如何在这些方面更多地获得流畅感。第三部分(第8章)讨论了哪些积极的特质能够促进流畅感的获得，从实践层面对本书的内容进行了提升。

值得一提的是，在写作本书的过程中，我也经历了人生新阶段的洗礼——从拿到命题到最终完稿的一年多，我孕育了新生命并跟随他充满好奇地探索这个全新的世界。在这个特殊的阶段，我也曾为无法兼顾二者而苦恼、焦躁，可写作与生活却像在我面前开启的两扇窗户，让我越来越清晰地看到多年来存在于自身的桎梏，感受到富有“流畅感”的人生应该是怎样的状态。当然，所有的收获与成长都承载着太多的感激与感动：导师刘翔平教授无条件的信任与积极的期待使我有机会参与本丛书的编写并在其中受益颇丰，刘老师积极、乐观的性格让我减少了对结果的担忧，增强了对过程的享受；我的父母和先生尽力承担家庭琐事，让我有时间查阅资料、潜心写作，他们毫无怨言的默默付出是我完成本书的坚强后盾；在我思维受阻时，我的同学和朋友不吝言辞，与我展开积极的探讨，为写作的推进拓展了思路，丰富了素材；我的儿子铛铛是与本书一同成长的“同龄人”，作为我写作过程中最忠实的陪伴者，他与我一起面对困难，也为我带来了数不尽的惊喜和乐趣……

最后，我要对在流畅感以及积极心理学相关领域的研究者们所作出的贡献致以深深的敬意，本书的诞生正是植根于你们智慧的结晶。

赵　文

2013年12月于西南科技大学

目 录

第 1 章　流畅感是什么

> 我们对生活有种种期许，却从未真正生活过。
>
> ——爱默生

在本书的第一章，我们将首先带着读者反思平凡生活中人们可能生起的不必要的烦恼，探讨这样的负面情绪和对幸福的曲解如何阻碍了人们前进的脚步，进而使其着魔般的陷入痛苦、疲惫的恶性循环之中……接下来，我们将借由分析人类意识的功能与重要性，引出当代积极心理学中流畅感这一促使人们走出痛苦迷途的重要元素，并具体介绍这一概念的缘起、发展与内涵，帮助读者顺利地理解和接受这一概念。

1.1　直面乏味的迷途

独醒 10 分钟——解读那些平凡的日子

想象一下，每天花 10 分钟的时间对一天的经历做个回顾。你可以选择任何你喜欢的方式，比如：入睡前闭目沉思，一天的经历就像放电影般在你的脑海中掠过，或是踱步于夕阳西下时，任思绪和着眼前的景象自由流转，又或是以博客、微博、QQ 空间等当下最流行的方式为你的一天做个总结：今天你是如何度过的？这一天中你有怎样的情绪和想法？你是否体会到了快乐与幸福？

是的，这是个不错的决定，你也许会从这种对生活的回顾与整理中获得一种“世人皆醉我独醒”的感觉，甚至欣喜地感觉到自己的成长！然而，慢慢地你又会发现，“独醒”的习惯似乎难以坚持下去，因为生活的构成其实就是一个个平凡的日子，常常是波澜不惊地重复、叠加，甚至看上去有些乏味与无聊。于是，你很难找到值得记录和回味的日子，生活也变得如你想象般平庸，你再也不能从“独醒”的 10 分钟里发现与众不同的东西，剩下的只是一种无可奈何的漠然，从“独醒”中获得的喜悦也便随之渐行渐远……

说到这里，我们不妨来看看那些生活中平凡的日子：

● 某公司高管的一天

一大早起床，吃过早餐，开车送孩子到学校，回来之后，在附近遛遛狗，或者去健身房练上一会儿，又或者是以上两者的组合。接下来，一天的工作开始了，先参加会议，之后回到办公室回复邮件、处理各种文件、接听电话、与下属交谈、接待VIP客户……然后回家与家人共度晚上的休闲时光，完成一些常规的事情，很快，该睡觉了，第二天醒来的时候，发现日复一日的轮回又开始了。

● 某中学教师的一天

5:50起床，在头脑中制订好一天的计划。6:10洗漱完毕，侍奉瘫痪的母亲穿衣、洗脸、吃早餐，然后自己带上早餐和上高中的儿子一起步行来到学校。6:50早读开始，巡视三个班的学生进行完早读后，利用课间的25分钟吃早餐，再简单地备下课。7:50—10:20三节课连上，激情洋溢地讲解了罗素的《我为什么而活着》一文，这是一天中最幸福的时刻！之后，直奔外面的一所补习学校，在8分钟讲课、2分钟维持纪律中上完了两节有关"古诗常见艺术手法"的课，之后回家与母亲、妻子、儿子以及2岁的小女儿共进午餐，女儿的天真可爱让家充满了温情。午睡半小时后，又来到补习学校上课，下课后，接到学校的电话，通知去报告厅听讲座，2个小时的讲座之后，已是下午5:50，来不及回家吃晚饭，在学校食堂简单用餐。晚上7:00—8:40两节晚自习，忙着解答学生提出的各种问题，回到办公室，想到今天的作业还没有批阅，明天的课也还没有备，于是继续在办公室完成余下的事情，直到晚上11:00，回到宁静而温暖的家里……明天，又是忙碌的一天！

● 某高校学生的一天

早晨醒来，想到睡梦中那几张来不及刮开的彩票，不禁有些遗憾。拨开蚊帐，发现了一只昨夜被自己喂得半饱的蚊子，只叹防不胜防！洗漱时，看到自己那只被放到水管旁罢工的手表，决定拿回去修修，看能不能用。去食堂吃早餐，正窃喜师傅没让刷卡之时，另一个师傅走过来，让去旁边的窗口刷卡。早饭后，去图书馆上自习，偌大的图书馆竟然座无虚席，只好转战到邻近的教学楼，找了个没课的教室学了一上午。中午，决定去外面的小店犒劳下自己，竟然得知今天店庆，饭菜一律9折，开心啊！下午，上完两节课后和室友上街闲逛，上公交车后刚坐下，见一老大爷上车，赶紧让座。下车时，一个急刹，自己没站稳，扑倒在地上，爬起来后，发现身后的那个人匆忙下车，一摸兜，发现手机不见了。下车后，小偷早已不见影踪，庆幸的是钱包没丢，手机也是用了很久的便宜货。逛完街，回校的途中路过一个彩票点，想起昨晚的梦，就买了一张即刮彩票，没想到中了5块钱。回到宿舍，给那支破表更换了电池，拨弄了几下后，就又开始走字儿了。对着同学的手机，调好了手表，想着小偷下车的背影，又一天结束了。

读到这里，你想到了什么？是不是觉得这些平凡的日子与你所经历的生活产生了些许共鸣？的确，生活本来就是朴素的，具有某种重复性，但是你并不知道今天和昨天看似相同的表象之后有着何种潜在的不同。

想想苹果砸落到牛顿脚边的那个午后吧！1665年秋天，牛顿像往常一样坐在自己家院落的一棵苹果树下看书、思考时，一只苹果恰巧落到了他的脚边。这本是平凡的一幕，可这一次苹果下落却与以往任何一次苹果下落不同，因为它引起了牛顿的注意，并由此产生了著名的"万有引力定律"，于是，平凡的一天成为了伟大的发现的一天！

大发明家爱迪生（Thomas Alva Edison）发明电灯的故事更是耳熟能详。在试验电灯材料并不断优化的日复一日里，"平凡"一定是对这段时光最好的描述，然而，爱迪生的智慧在于能从每一天的平凡、重复之中，持续不断地悟出富有新意的东西，当这些领悟一点点累积起来，就铸就了改变世界的奇迹！

当然，引出上面两个例子并不是想激励各位读者像两位大家那样发展出卓越的观察力与创造力，因为这样的科学创举毕竟离我们心智寻常之人太过遥远，可望却未必可及。若将人生比作一条没有航标的河流，那么，每一个平凡的日子都可以在这条河流上激起朵朵浪花，关键在于你是否愿意撷取这些浪花，仔细端详，认真品味。法国作家小仲马（Aleyandre Dumas）说过，在每个人的一生中，平均每天有六次改变命运的机会，可惜大多数人都没有觉察到，甚至连机会的背影都没有看到。在这里，我们不去讨论怎样抓住那些改变命运的机会，但至少可以相信，即使是平凡的日子，也能从中找到乐趣与新意。渐渐地，你不再为平凡的日子缺少鲜明的主题而感到荒凉、平淡，你会发现每一个日子都有其迷人之处，朴素的生活也值得热爱。

心灵的魔咒

然而，事实上有多少人能如上文所述，安享平凡、玩味其间呢？从某种意义上来说，这是一个"奋进"的时代，每个人似乎都在寻找一个个里程碑，来超越眼前的平凡，来证明自己是在不断提升的，有能力拥有一个幸福的未来，而今天则是黎明前的黑暗……

暑假里，在浙江大学读博士的表弟来我所在的城市参加一个学术会议，顺路来看看我们。这一次，表弟一改往日阳光、开朗的形象，变得“木讷”了很多，我们在心里犯嘀咕：“莫非是读书读傻了？”临行前的晚上，表弟和我闲聊：“如果现在给你五百万，你最想用来做什么？买别墅还是豪车？”我被这个问题弄得有点突然，因为觉得自己目前的状况尚可：有宽敞的房子住，还有一辆代步的小车。于是随便回答：“都行，要不先买个别墅住住吧。”表弟没有对我的选择多说什么，而是轻叹了一声，说道：“是我的话，想买三篇文章，把博士给整毕业了。”我哈哈一笑，觉得这想法有些特别，不过确实能反映出一个人当下最真实的需求，只是我没有想到发文章竟然给表弟带来如此大的困扰，一时有些语塞。

回顾表弟的成长，每一个阶段都很努力，靠着天资与勤奋，他一口气攀到了象牙塔的塔尖。想想两年后，刚刚25岁的他就将获得博士学位的头衔，着实令人羡慕。然而，我总觉得在表弟看似乐观的外表下充斥着“出人头地”的执念，他总是不遗余力地证明着自己的优秀，想要改变命运的决心分外强烈。于是，生活锁定在了“吃苦”二字上面，“享乐”则永远都在遥不可及的“明天”。早就了解到，表弟并不是没有能力完成学校要求的三篇文章，相反，他是实验室里最勤奋也是最优秀的学生之一。之前的一段时间里，他一直坚持要发高水平的文章，要做就做最好，在他的心里，今天的“苦”是为了明天的“不苦”，于是实验室成了他圆梦的“炼狱”。可是事与愿违，由于各种原因，酝酿已久的实验文章却未能得以顺利发表，倒是那些看似“慵懒”的师兄师弟们先后有文章出炉，虽然成果一般，但好歹向着毕业又迈进了一步，这让他颇受打击！

其实，对于一个一心致力于学术研究的人来说，要想在科研这条“少有人走的路”上顺利前行，首先要学会享受“在路上”的每一天，因为科研本身就意味着一个又一个未知的挑战，若是只能在有所突破之后才能感到快乐，那恐怕只能过“苦行僧”般的生活了，因为快乐不常有，“苦”却是怎么也少不了的。

短短的相见，我根本来不及和表弟畅谈内心的感受，只是在送他返程的路上，简单地说了句：“人生没有真正轻松的时候，且行且快乐吧！”也算将如鲠在喉的话吐了出来。

回到家里，我不禁想起了一位曾经走进咨询室的略带忧伤的中年男人，他与我展开过一段关于梦想与幸福的谈话。

“您好！我最近感觉不大好，想和您谈谈自己现在的处境……”中年男人无力地靠在了咨询室的沙发上，第一时间发出了求助的信号。

“好的。您说的感觉不大好具体指什么呢？这和您目前的处境有关，是吗？”

我认真地回应道。

“是的，我觉得我一直以来都是一个有梦想的人，每一个目标都很明确，可是最近我发现，我之前制订的这些目标都实现了，自己却彻底快乐不起来了……”中年男人黝黑的脸庞露出了一丝苦色。

“哦，是这样。那么，你都有些什么目标呢？可以分享一下吗？”我关切地问道。

“嗯，当然可以。我的目标其实也和大多数人一样吧，无非就是票子、房子、车子、妻子、儿子、位子。我对照了一下，还真是全都实现了。自从研究生毕业后，我工作一直很努力，单位效益也还不错，因此很快有了积蓄，便买了房子和车子，这一过程中，又陆续完成了结婚、生子的人生大事，感觉挺顺的。之后，如何在事业上做出点成绩，当个一官半职一直是我的一个心结。其实我知道，自己的性格是偏内向的，于是我努力改变自己，让领导认可我的技术和组织管理能力。终于，今年年初的时候，我升到了处长，算是单位的中层干部了。刚开始，我真的开心得不得了，因为这意味着我人生的几大梦想都实现了。可是，这才过了两个月，我就觉得自己怎么也开心不起来了。在升职以前，生活中遇到不如意，我都没有太在意，一心想着还有一个最重要的梦想没有实现呢，还要继续奋斗。可是，当最后一个梦想也实现了，我却觉得远没有我想象得那么快乐。相反，不久以后，很多工作上、人际关系上的新问题就暴露出来了，其他方面的烦心事也显得那么碍眼，更可怕的是，这种感觉不是出现在我为了梦想而奋斗的阶段，而是发生在现在这个本应该很完美、很幸福的时期。真的，我忽然间失去了方向，心情糟透了……”中年男人一股脑说了好多，从谈及梦想时的眉飞色舞到实现梦想后的烦扰沮丧，情绪的变化都写在了脸上。

听完了他的讲述，我认为这是典型的“幸福适应症”。人们对于幸福的感受如同人体任何一个感官对外界刺激的反应一样，具有一种感觉适应。比如，电影开场后你才匆匆步入电影院，会觉得眼前漆黑一片，只能摸索着前进，可仅仅几分钟以后你就能看到东西了。与此类似，当你满心欢喜地踏进一间摆满鲜花的房间，刚开始整个人都被这四溢的芳香陶醉了，可是过上一段时间，你就渐渐闻不到香味了。由于人们具有对感觉的适应，因此要留住幸福这种心理感受也非易事。早在 20 世纪 70 年代，心理学家在探索幸福感持续的奥秘时，进行了一个关于彩票中奖者的研究。结果发现，彩票头奖获得者的确在刚开始时获得了很强的快乐与幸福感，但在之后的一年内，幸福感却直线下降，甚至跌落至还不及一个没有获奖的人。幸福就像是一个恒温仪，无论你因为某个目标的实现或是一个意外收获的降临而使幸福感飙升到多么高的指数，一段时间以后，这个恒温仪都会将你拉回到原来的幸福指数附近。“积极心理学之父”马丁·塞利格曼认为，这就是幸福跑步机在起作用。如果人们将幸福等同于财富、名望、地位、婚姻等一个个外化目标的实现，那就意味着将在这个跑步机上永不停息地前进。我们必须拥有更多，才能感觉到幸福。

仔细想来，这位中年男人的困惑无可厚非。古往今来，东西方的文化都在向人们昭示：“过上幸福快乐的生活”之前必须经过“九九八十一难”，因此我们接受了得到幸福之前的一番搏击，认为好日子在后头。然而，这样的思维方式让我们产生了一种对幸福的错觉，心中始终有一个声音，如同魔咒一般：“只要我如何如何了，就能幸福了。”可是，当我们如苦行僧般一路坎坷地到达了心之所往的境界时，期待已久的幸福感却又瞬间化为乌有。人们对幸福的适应力使得置于幸福跑步机上的双脚从未停歇，却又始终无法真正感觉到幸福……

中年男人的困惑只是我们绝大多数人内心感受的一个缩影罢了。因为我相信，你也有过在“黑色”高考前无怨无悔的奋战，可是进入大学后却发现远没有想象中美好，爆棚的幸福感很快消失殆尽；你也曾为没有找寻到如意的另一半暗自神伤，一度将结婚视为幸福的起点，可一旦步入了婚姻的殿堂，却又在新的烦恼中自怨自艾。人们总是习惯马不停蹄地借由一个个目标的实现来获得幸福的感觉。在日新月异的信息时代，我见过不少紧跟时代步伐、频繁更换手机的人。可无论手机的功能一步步变得多么强大，他们用到的始终只有接打电话和收发短信两个功能，丝毫体会不到也无心体会新功能带给他们的快乐。于是，为自己的手机升级换代成了获得快乐的象征物。这与人们疲于奔命地为自己的幸福升级换代，却不曾用心感受已有的幸福何其相似！

此时，你是否同意在你的心中有个声音像魔咒一般牵引着你，使你无法全身心投入到当下的生活，在痛苦的迷途上无谓狂奔，忽略了平凡日子里幸福的味道。要摆脱这样的境地，就要尽量对幸福适应得慢些，不要将幸福定义为比较级，在一个目标刚一实现时，就急不可待地挖掘出还需完善的其他方面，盲目追求“更幸福”。要知道，人不仅要学会渴望，更要学会品味。你需要做的是，让前进的步伐适当地慢下来，留一些时间由衷地肯定自己之前的付出，沉浸在已有的幸福当中。你要学着体会生活真正的意义，而不是被那些外在的衡量标准所左右。你甚至可以倒退到目标实现以前的时光来浏览现在的生活：当你为大学生活没有想象中美好而感到失望时，想想曾经那一段为了高考挑灯夜战、焦灼不安的“黑色”岁月；当你抱怨婚姻中的不如意时，想想自己单身时的急迫与孤寂。是不是觉得遗失的幸福又重新找回来了？

1.2　启动意识的神奇按钮

意识的功用

上面提到的对幸福的品味也许给你带来了新的疑问：如何才能让自己全身心地沉浸在已有的幸福之中呢？那么，接下来我们就来谈一谈在这一过程中意识所起的重要作用。

意识与生命的出现相伴而生，是一种生命的能量，一种对客观存在的感知能力。任何思想的产生都是建立在意识基础之上的，意识就像是流动的生命之水，维持着人脑的各种机能。因此，美国心理学家威廉·詹姆斯将意识命名为“意识流”，就在强调人的意识活动持续流动的性质以及思维的不间断性，即没有“空白”，始终在“流动”。意识就如同一个敏锐的中转站，对内外的信息进行着搜集、整理和评估，帮助人们衡量事件的轻重缓急，并据此作出相应的反应，甚至还可能创造出新的讯息。不论我们的感官所面对的信息多么庞杂，意识都将对这些看来杂乱无章的信息进行排列，只有那些我们能操纵和利用的信息才能称作意识。由此可见，意识的重要功能在于能将各种感知到的信息变得秩序化，我们将此称作“意图”。正因为有“意图”的存在，人们在面对各种信息的时候，才能将注意力从其他事物导向目标，使精神集中于特定的刺激上。因此，人们会对同样的情境作出不同的反应。比如，一个人在意识到饥饿之后，会出于生理本能摄取食物，补充能量，这是最通常的做法。但是，对于一个有着强烈减肥“意图”的人来说，就会忍住饥饿，不去进食。再比如，上文中提到的那个中年男人像大多数人一样，将追求票子、房子、车子等作为人生的目标和获得幸福的方式，但我们也发现，身边还有一些人在追求着与众不同的东西。这就说明，意识可以遵循不同的“意图”发展，每个人都有控制主观现实的自由。

由于意识具有这一主观能动性，我们可以推测：如果你有足够强烈的“意图”去享受当下的幸福，你的目标和价值观忠实于你的主观感受，而非固着于衡量幸福的外在标准，那么，你将获得更大的幸福感。

意识的桎梏

当然，意识的功能也并不如我们想象般强大。人类神经系统在特定时间内能处理的信息极为有限，意识每次只能对一定数量的事件作出反应，而不断涌入的新信息还会把旧的信息挤掉，原因在于人的注意力是有限的，而注意力决定了哪些事物能够进入意识。

你可能会说，生活中有些事情确实可以兼顾着完成，做到“一心二用”，比如一边走路一边听音乐，一边洗衣服一边聊天，一边吃东西一边上网……但如果同时再加上一项需要耗费大量注意力的活动，你可能就难以应对了。为了验证这一点，你不妨尝试着两只手都拿起笔，一手画圆，一手画方，结果会怎样呢？是不是感觉自己很难让两只手协调起来，画出的圆和方全都似像非像，这就印证了注意力的有限性。要将注意力分配到两件同样需要耗费较多注意力的事情上面，做事的效果就会大打折扣，甚至无法完成。再举个简单的例子：请你说出我们目前使用的人民币一百元的背面是什么图案？百元大钞是我们日常生活中经常使用并且非常喜欢的一件物品，可是，这个时候你是否觉得脑子有点乱，各种模棱两可的答案浮现了出来，却没有一个能够肯定。这也难怪，若不是曾经仔细观察过，谁又会注意到百元大钞的背面印有我们雄伟壮丽的人民大会堂呢！我们的注意力毫无保留地分配给了钞票的面额，而对其外观的细节视而不见。

是的，注意力无法全方位地投向生活的方方面面，使我们不得不漏掉一些也许对我们有用的信息，我们的意识也因此无法无限延伸和扩展，只能局限在一定的范围之内，做不到“无所不闻，无所不知”。然而，正因为每个人能关注的事情就这么多，所以准许哪些信息进入意识就显得格外重要，这就决定了一个人生活的品质。一个人若是能随意地将注意力集中到对自己来说最重要的事情上，不因别的事情而分心，也就做到了对意识的控制，就更可能在日常生活中找到乐趣和成就感。

我曾经对大学新生进行过有关时间管理的团体辅导，目的在于帮助学生学会理清生活中各种事件的轻重缓急，分配和管理好有限的时间。辅导伊始，我首先向大家呈现了一个女大学生小Q宿舍生活写照的短片：7点钟闹铃响起，小Q一翻身，将闹铃关闭，蒙头继续睡觉，再次醒来的时候已是8点半，于是伸了个懒腰，下床洗漱、吃早饭。9点钟，小Q正式坐到了书桌前，打开电脑，开始完成教育学老师布置的小论文。就在她准备上网查资料的时候，忽然想到“QQ农场”里的“菜”还没有收，于是进入“农场”忙碌一番，之后又顺便浏览了下今天的新闻。这时已是9点半了，“嘀嘀嘀”，一个好久不见的高中同学通过QQ向她发起了对话。于是，两个人你一言我一语，很快半个小时就过去了，时间早已过了10点。略显疲惫的小Q从座椅上站了起来，活动了下肩背，决定先冲杯咖啡提提精神、休息片刻。闻着咖啡的浓香，小Q顺手拿起了桌角的梳妆镜，仔细研究起自己脸上的痘痘来，不禁为其蓬勃的生长状态暗自神伤。一杯咖啡下肚，终于可以再次开工了，小Q定了定神，开始打开网页查找资料。可刚过了几分钟，手机又欢快地唱起了歌，是室友约她出去逛街、吃午饭。小Q面露难色，看看时间已快11点了，也就犹豫着答应了下来。中午1点，小Q和室友买完东西、吃过午饭，回到了宿舍。初夏午后的炎热是滋生倦意的温床，小Q懒懒地倒在了床上，准备小憩一会儿。下午2点，小Q起床吃了些水果，重又坐到了书桌前。打开电脑，放起了自己最喜欢的音乐，一边听音乐一边查找资料。渐入状态之时，小Q接到了妈妈打来的电话，电话里传来妈妈哀怨的声音，正如小Q所料，主题永远是她和爸爸之间那场没有终结的“战役”，虽然已是老生常谈，但作为家里的独生女儿，小Q还是硬着头皮耐心地听妈妈倾诉，不时地安慰她几句。1个多小时以后，妈妈的情绪终于有了好转，小Q这才放下电话，却发现已是下午4点。想着自己的作业还没有开头，想着父母长期的冷战热战，想着自己不时遭遇的各种烦心事，小Q只觉脑袋“嗡嗡”作响，情绪的浪潮席卷而来，将她淹没……

这个短片展示了日常生活中人们可能面临的一种困境——行为的低效及其引发的低成就感。我们常常感叹生活不能像我们规划的一样，有条不紊地向前推进，每日既定的目标常因自己的懈怠和各种突发事件的出现难以顺利完成，从而坠入情绪的低谷。我们往往将其归因为时间管理不善，希望借由改变自己的时间观念、运用时间管理的有效方法来避免这样的状况发生。可事实是，时间管理的方法并不能从根本上提高一个人的行为效率。正如上文所述，一个人在实际的行为过程中，各种信息都将不可避免地闯入到人们的注意范围之内，成为影响人们行为轨迹的潜在因素。当进入的信息与既定的意图发生冲突时，可能使我们分心，无法为实现意图而努力，成为对意识极为不利的影响，最终导致内在秩序的混乱，心理学家将这种现象称为“精神能趋疲”(psychic entropy)。它会引起自我的解体，使行为的效率大打折扣。短片中，小Q无法按照既定目标行动，正是由于大量与意图相冲突的信息进入到了意识之中，影响了内在秩序的和谐，小Q不得不从有限的注意力中腾出一些处理其他方面的事务或是消除危机，从而瓦解了朝向目标的行动力，最终陷入自责、焦虑、痛苦的情绪漩涡里。

寻找流动的最优经验

与小 Q 的状况不同，当人们收到的信息与目标一致，就无需分心防卫，将注意力耗费在意识内在秩序的重新整理上。精神能量源源不断，使我们能够投入更多的注意力保持内心与外在环境的平衡，全身心地实现目标。有人用“好像漂浮起来”“一股洪流带领着我前进”等语句来描述这种全神贯注、愉悦美好的感觉，这种状态就是前面所提到的“精神能趋疲”的反面——“精神反能趋疲”，或被形象地称为“流动的最优经验”。拥有这种状态的人就能不断接近一个更强大、更自信、更幸福的自我，能够用更多的精神能量专注于自己选择的目标。

问题是，人们往往无法将自己封闭起来，拒绝一切对目标构成威胁的信息，所以这种流动的美好感觉并不是每个人都能轻易获取的。因此，达到这种境界的前提是你要学会充分掌控自己的意识，当各种有悖于目标的刺激突然来袭时，你能够始终将意识维持在一种井然有序的状态，并通过自我的积极反馈，促使自己在与目标一致的事件上投入更多的注意力。这样，你会欣喜地发现这种没有被外力扰动、拉扯，没有偏离原有方向的感觉是多么美好！你完全有能力驾驭自己，向着你期望的目标前进，似乎真的“漂浮”了起来，感到快乐而充盈！

现在，让我们再回到小 Q 的那个生活片段，想想她要如何对抗防不胜防的“精神能趋疲”，找到属于自己的最优经验。首先，小 Q 应该意识到完成老师布置的小论文是她今天的目标，拖延和懒散只会降低这一目标实现的可能性，有了这样强烈的目标感，她就可以打败睡懒觉的想法，保证按时起床，开始一天的工作。接下来，她还要一次次通过控制自己的意识，让自己远离“QQ 农场”游戏、浏览新闻、与同学聊天等一系列扰乱她既定目标的事情，要知道这些可有可无的行为其实是在一次次分散她有限的注意力，使她因为无法一步步完成目标而产生“精神能趋疲”，陷入沮丧与无助中。于是，她就有了充分的时间不受干扰地完成论文，即便在这个过程中遇到了新的困难，也会有更多的注意力投入到解决实际问题中，而不是分心到于目标而言毫无意义的事情上面。对于妈妈打来的电话所滋生的消极情绪，小 Q 确实需要一点时间来进行处理，使自己重新回归到意识的有序状态。然而，应对的方式不是任情绪肆意爆发，而应采取更加积极的方式，为自己的心灵充充电。比如，她可以选上几曲自己喜欢的音乐，让自己跟随旋律的流转抒发情绪，直到渐渐平静下来。或是来到户外，让温暖的阳光、清新的空气与自己来个亲密接触，好像心灵也由此从烦扰中解脱，获得了新的能量一样。总之，小 Q 要积极地选择一种整理情绪的方式，这一举动能够避免“精神能趋疲”的产生，推动目标的实现。慢慢地，她将在专注实现目标的过程中感到自己情不自禁地“漂浮”了起来……哈哈，这就是流动的最优经验，她找到了！

1.3　流畅感的缘起、内涵与特征

从马斯洛的“高峰体验”谈起

普陀经中有个故事：十个头脑简单的人横跨一条宽阔湍急的河流，他们费了好大的工夫，精疲力竭地到了对岸。领头的人开始数人数，发现只有九个，另一个人也来数，还是九个。他们难过极了，花了好多时间来搜寻河道，却一无所获。这引起了路人的注意，听了他们的讲述，路人看了看说：“你们不正好是十个人嘛！”原来，这些数数的人都忘了数自己。

故事所描述的情况与美国人本主义心理学家马斯洛（Abraham Harold Maslow）提出的人们在拥有“高峰体验”时的感受相似，有时你已经拥有了它，却不知道在你寻找它的时候，它在帮你数数呢。本书将要探讨的流畅性理论的源头就可以追溯到人本主义心理学家马斯洛的“高峰体验”。马斯洛将艺术家完全发自内心地融入文艺活动后所获得的顺畅与喜悦感称为“高峰体验”（peak experience）。在这些高峰时刻，人们更真实地成为他自己，更完全地实现了自己的潜能，更接近于自己存在的核心，更充分地具有人性。

马斯洛最初试图通过研究“自我实现者”来达到揭示人的真正特点、潜力、价值与尊严的目的。但在研究中发现，“自我实现者”并不常见，“自我实现”的事件则经常见到，所以他把注意力转移到了“自我实现”的事件上。在研究“自我实现”时，马斯洛认为每个人身上都有伟大的潜力，每个人都可以发挥自己的潜力以达到自我实现，而“高峰体验”就是“自我实现”的暂时片刻。他认为，任何一个人在任何一种高峰体验中都暂时具有他在自我实现者身上发现的许多特征。这就是说，此刻他们成了自我实现者。可见，在一定意义上，高峰体验的时刻就是自我实现的时刻。马斯洛从哲学的超越性出发，提出了“高峰体验”的观点，含有浓厚的意念论倾向，这一体验相对来讲更少出现，更容易引出个体极端的积极感觉状态，而流畅状态的出现则较多。流畅感这一概念是从现象出发，在经过大量、全面的访谈研究之后，提出一个最基本的问题：“人为什么会专心致志，浑然忘我？”从而将这一积极的情绪体验转向可以进行实证研究的方向。

流畅感是什么

流畅感的概念是由出生于匈牙利、与美国心理学家赛利格曼（Martin Seligman）共同创立积极心理学的芝加哥大学心理学家希斯赞特米哈伊（Mihalyi Csikszentmihalyi）于1975年最早提出的。他将其定义为：当人们参与一项自己有能力解决但是又相对具有一定挑战性的任务，或者说需要投入很多已具有的资源和技能，并且是由内部动机驱使的任务时所进入的一种特殊的心理状态。

20世纪60年代，希斯赞特米哈伊发现一些艺术家在画画时常常可以不顾身体的疲惫废寝忘食，始终全神贯注，表现出极大的兴趣和坚持力。他想知道，到底是什么东西在激励这些艺术家们如此执着地工作。而且这些艺术家的工作并没有任何外在奖励来进行激励，他们在工作时也没有寄望于自己的作品能够给他们带来财富和荣誉。希斯赞特米哈伊通过研究，最后将这一有趣的现象解释为：这些人是被绘画本身所激励，也就是说绘画过程本身能给画画的人带来一种积极的情绪，这种情绪如此强烈，以致能够激励他们持续不断地努力工作。于是，他将这样的状态称为"flow"。处在这种状态中，个体感觉到认知高效、动机激发以及无比的快乐和幸福。

"flow"一词在英文里是"水流"的意思，在这里主要是指这种情绪状态在人的意识中会源源不断地出现，人们在生活中总是尽可能多地去主动追求它，就像河里的水流一样连绵不断。在中文里，这一词汇有许多种翻译方法，如沉浸体验、福乐、幸福流等，不过大多数人都将其称为"流畅"。人类所有的行为几乎都会有体验到流畅经验的一瞬间，比如庆典、阅读、比赛、写作、思考、表演等。希斯赞特米哈伊发现，这种情绪体验在艺术家、运动员、宗教人士和僧侣等人身上更容易显现出来。流畅经验使我们人类穿梭于具体生活经验与内心世界的过程中，它使得两者融为一体，在这个过程中，我们能体验到自我的不断丰富，感受到由衷的喜悦。

现在，你也许能够理解我们在上一节谈到对意识的掌控时，为何会强调"流动的最优经验"的重要性，事实上，这一状态正是希斯赞特米哈伊对流畅经验的描述，它的出现必将有力地推动人们既定目标的实现。

流畅感的特征

希斯赞特米哈伊最初通过对个体流畅经验进行深入的访谈，以及对日常体验中流畅的测量，收集到了大量丰富的有关流畅的资料。根据这些广泛的研究结果，他从现象学的角度对流畅的特点做了归纳和总结，提出了流畅经验的六大特征。之后，又有学者通过对高水平运动员的深度访谈，从其研究结果出发，在此基础上增加了三项，从而形成了目前被学界普遍认同的描述流畅经验的九大特征，以此作为流畅性的衡量标准。这九大特征分别为：

● 挑战与能力的平衡(challenge-skill balance)

生活中，我们都有过无聊的时候，为了填补这一空虚的感觉，我们通常会找些事情来做，比如看看电视、外出逛街、与朋友通个电话、读几页闲书……这样的举动的确可以让我们暂时从无聊中走出来，维持内心的平静。然而，我们并不能从这些活动中获得更多的快乐与成长，只能打发打发时间，使自己不那么无聊罢了。事实上，流畅经验的产生发生在更具挑战性的活动中，并且，你的能力与这一活动的难度大致相当。

我们都曾有过在考场上奋勇作战的经历。那些令你记忆深刻并且感觉良好的经历绝不会发生在于你而言过于困难或过于简单的考题上，只有那些动用了全部智慧和技巧恰能攻克的题目才会令你拥有流畅的体验。这种感觉就好像面对一棵硕果累累的苹果树，要摘取上面的果子，你必须全力以赴地伸直手臂、踮起脚尖，甚至腾空一跃……这也是为什么"棋逢对手"总是令人乐而忘返。

● 行为与意识的融合(merging of action and awareness)

对于小孩子来说，最热衷的活动之一莫过于玩沙子了。不管是在美丽的海边，还是在杂乱的建筑工地上，有沙子的地方就自然而然成了孩童的乐园。在玩耍的过程中，孩子们不会去想"我要做什么""我为什么这样做"等一系列分散注意力的问题。他们只会心无旁骛地融入到玩耍之中，挖洞、注水、搅动、揉捏……孩子们对下一步要做什么毫无设计，只是在一种顺乎自然的状态下行动，却始终保持着盎然的兴致与纯粹的快乐，像被一股魔力推动一般。正是这种知行合一的状态促使了流畅经验的产生，人们在行为与意识的完美融合中感受到了前所未有的专注与满足。

● 清晰的目标(clear goals)

有人对美国哈佛大学即将离校的毕业生进行了一项关于人生目标的调查，这些被调查者在智力、学历、环境条件等方面都相差无几。调查发现，有27%的人没有目标，60%的人目标模糊，10%的人有清晰但比较短期的目标，3%的人有清晰而长远的目标。25年后，哈佛再次对这群学生进行了跟踪调查，结果如下：25年间，3%的人，他们朝着一个方向不懈努力，几乎都成了社会各界的成功人士，其中不乏行业领袖、社会精英；10%的人，他们的短期目标不断实现，成为各个领域中的专业人士，大都生活在社会的中上层；60％的人，他们安稳地生活与工作，但都没有什么特别的成绩，几乎都生活在社会的中下层；剩下27％的人，他们的生活没有目标，过得很不如意，并且常常抱怨他人、抱怨社会、抱怨这个“不肯给他们机会”的世界。这些被调查者25年后产生的差异仅仅在于他们是否对人生具有清晰的目标，可见，清晰的目标与人生的成就有着密切的关系。那些具有清晰目标的人更可能在工作与生活中获得流畅的体验，这种被明确方向引领的感觉妙不可言！

我记得有一个关于长寿老人的报道：一位100多岁的鳏居老人每天坚持外出放牛，从未间断，令周遭人惊叹、佩服。对于老人而言，放牛是他每天的生活目标，因为这一目标的存在，生命的延续才有意义。看着老人在牛儿吃草的间隙倒地而睡，一觉醒来后再牵起牛儿悠哉前行，我想，老人或许就是在这一过程中找到了属于他的流畅经验吧！

● 明确的回馈(unambiguous feedback)

人们在确立了清晰的目标之后，总是需要即时而明确的反馈来印证目标的执行情况。让我们一起来想象，在一望无际的海面上，一个人正驾船向着海岸行进。虽然这个人对于行船的目标非常明确，但试想一下，如果在茫茫大海上没有任何可以对他的行船进度予以反馈的信号，对于一个不善于自我激励的人来说，整个航行过程一定有些苦闷，因为在实现目标的过程中他的行为没有得到强化，因此缺乏进一步行动的激情与动力。

说到这里，我们也就不难理解网络游戏为何受人追捧了。我们发现很多痴迷于网游的年轻人都坦言在游戏中找到了现实世界未曾获得的成就感，这种快乐而充实的感觉让他们难以自拔。究其原因，网络游戏很好地体现了针对目标所给予的明确回馈。人们在游戏中每闯过一关，都会获得即时的奖励，正是这种明确而极富吸引力的回馈，不断激发着网游爱好者继续闯关的热情，似乎永不知疲倦。

当然，这种回馈并非只来自外界。对于小孩子或是内在激励系统尚待完善的人，往往需要通过更多与外界的连接、互动来维持行为的发生。而那些真正自我实现的人却更依赖自身所建立起来的强大的内在系统，这才是他们获得回馈的不竭之源。

● 专注于当前任务(concentration on the task at hand)

不知你是否发现，越是闲散的生活越容易生出烦恼，所谓“无事生非”“庸人自扰”。这是因为人们在从事简单的活动或是无事可做的时候，不需要集中注意力，因此意识的闸门是打开的，任何信息都可能乘虚而入，破坏意识的内在秩序，使人们很容易受到“精神能趋疲”的干扰，导致情绪低迷、心绪不佳。所以，人们常常会发出“忙起来反而更快乐”的感叹。这说明当一个人全神贯注地投入到某件事上的时候，正是他/她最幸福的时刻。当然，这样的事情绝不像嗑瓜子、看电视那么简单，只有那些不容外在因素干扰、需要你百分之百投入的活动才能称得上真正的全神贯注。

想想那些不惜生命的攀岩爱好者吧，在“命悬一线”的惊险时刻，他们所有的精神能量都被毫无保留地投注到了眼前任何一个细小的动作之上。那些在平常日子里轻易就会跳出的“远虑”与“近忧”统统被屏蔽了，消失得无影无踪。此刻，他们屏息攀爬，全部的注意力都在当下，这就是攀岩者全部的世界，一个真实的可以掌控的世界！这样的感觉是他们不惜用生命去找寻的，危险成了获得流畅感的契机。

● 高度的控制感(sense of control)

俗话说“尽人事，知天命”，生活中有太多事情是我们无法预料和掌控的。因此，人们很享受那种自主掌控、轻松自在的感觉。四川人对麻将的热衷闻名全国，街头巷尾，时常可见大爷大妈、大叔大婶以“麻”会友。他们的乐趣不在于赢钱的多少，而在于“搓麻”过程中体会到的安逸畅快。经过多年的锤炼，大多数四川人都将麻将作为最擅长的一门技艺，对每一个招数熟悉至极，以致不费吹灰之力就能产生一种主观控制的感觉。闲暇时，几个好友相聚，摆上一桌麻将，泡上一壶清茶，与其说是一场对决，不如说是另一种形式的放松。在看似紧张的节奏中，人们享受的却是“心中有沟壑，掌下有乾坤”的控制感，怎一个“乐”字了得！

● 自我意识的丧失(loss of self-consciousness)

前面谈到意识的有限性，当一个人将有限的意识投注到自我太多时，自然就削弱了对当下正在进行的活动的关注。你不妨回忆一下自己的童年，那时候一旦疯玩起来，不管再热再累，永远表现得不知疲倦，不在乎自己形象的好坏，父母的叮咛也抛到脑后了，这种“浑然忘我”的境界使游戏的乐趣加倍。可是，随着年龄的增长，我们似乎不那么容易体会到快乐了，开始更多地关注自我，这种对自我的执着耗费了大量的精神能量，使自己在日常生活中经常觉得备受威胁：不管做任何事，总要拿出一部分精力去关注外界的反馈，一旦发现威胁出现，就开始一次次检视自己，以确定威胁是否真的存在。比如，当你在做演讲时，台下有人窃窃私语，你就会开始担心：我是不是看起来很可笑？我的演讲有什么不妥之处吗？这种所谓的威胁事件每发生一次，你的精神能量就为重建意识秩序而消耗一次。于是，你时常显得心不在焉或者无法全情投入地享受当下，快乐成了一种奢侈。

然而，生活中仍有些人总是能够保持快乐的状态，做任何事情都显得非常投入、充满激情。他们的秘诀不在于比别人拥有更旺盛的精力，而在于能常常像孩童般忘记自我，将对自我的关注统统转移到当下，与正在进行的活动融为一体，不去考虑这么做是否正确，其他选择是否会取得更好的效果，在自我意识的暂时消失之后，他们收获的是更丰富的自我。

● 时间意识消失（time transformation）

美国明尼苏达州圣托马斯大学研究人员指出，如果人们觉得时间过得越快，那么就会感觉这段时间内越快乐。研究人员旨在通过实验来研究人们感觉到的时间快慢与快乐间的关系。他们将一些大学生带到实验室，让他们阅读一篇文章，并用线画出所有出现连续重复字母的单词，实验时间正好 10 分钟。但研究人员并未向参与实验的学生告以实情，而是事先对一半学生说"实验将进行 5 分钟"，对另一半学生说"实验将进行 20 分钟"。这样导致的结果是，那些以为实验进行了 5 分钟的人会觉得时间过得很慢，而那些以为实验进行了 20 分钟的人则会觉得时间过得很快。随后，研究人员问这些学生是否喜欢这个实验，结果发现，以为实验进行了 20 分钟的学生比另一半学生认为实验有趣得多。通过这一实验，证明了时间错觉可能影响到人们的快乐感受。当人们感觉"时光飞逝"时，往往更能体会到快乐，正所谓"快乐时光终觉短"。

当然，感觉"时间飞逝"并不是带来快乐的唯一方式。奥运赛场上，百米短跑以其超强的速度感刺激着亿万观者的神经。可是，同样是 10 秒左右的时间，对于参赛选手与观看者来说却有着不尽相同的感受。预备、起跑、发力、加速、冲刺……选手们聚精会神于比赛之上，将全身上下的能量都调动到了极致。这一刻对他们来说变慢了，内心在每一次呼吸、每一次肌肉的震颤中涌动起极大的充实感。

这种时间感丧失，感到时间要么过快，要么过慢，甚至停滞的现象常常发生在流畅状态里，是反映流畅性的一个重要特征。

● 自成性的经验（autotelic experience）

或称为"享受的体验"。个体不计较是否能获得外在物质的奖励，活动本身成了促进活动进行的最大奖励，在活动过程中，个体感到自己的身心得到了充分的满足。这就好比初恋和以寻找结婚对象为目的的恋爱。初恋的感觉之所以美好，是因为爱情的产生没有任何功利的成分，不受其他外在条件的限制。两情相悦、甜蜜美好的恋爱过程是促使爱情发生、发展的原动力，男女双方不以外部的评价和恋爱的结果作为衡量恋爱行为的标准，恋爱过程本身就是他们一直追求和享受的，因此终生难忘。大多数以寻找结婚对象为目的恋爱则不同，在难逃功利思想的成人世界里，人们难免将婚姻好坏的预测指标归于物质条件、社会评价等外在的标准。以此为目的的恋爱的着眼点在于不断验证潜在的结婚对象能否满足自己对婚姻的期望，尤其是那些外在的评判标准是否能够得以实现。可想而知，在这一前提下，发自内心的快乐也就少了。

生活中那些能够时常保持快乐的人大多拥有一套强大的内在评价系统，即活动过程本身带给他们的享受和乐趣。希斯赞特米哈伊在论述流畅性这一特点时，经常以“享受”(enjoyment)代替自成性经验。个体进行某种行为时完全是为了自己的内在体验，而不是为了将来得到什么外部奖赏或者利益，因为个体可以通过这种活动使享受时常产生，所以便会由衷地渴望付出行动。

本章小结

本章重点介绍了积极心理学中“流畅感”这一概念及其特征。开篇对平凡日子的描述、总结与思考在于帮助读者理解日常生活的构成，引导读者在平凡日子里找寻意义和乐趣，这为接下来讲述人们对目标的盲目追求以及对幸福的曲解奠定了基础。人们对所谓的幸福永无止境追求的执念是阻碍人们感知当下幸福的魔咒，是让人类无法获得满足和快乐的根源。

第二节谈到对意识的掌控，正是为了改变以上的困境。为了帮助读者理解控制意识的重要性，笔者对人类意识的内涵、作用、局限性等进行了较为详细的阐述，从而引出“流动的最优经验”这一通过掌控意识获得的产物，这一状态使得意识井然有序，精神能量源源不断，这即是流畅的体验。

第三节在前面两节的基础上重点介绍了流畅感理论的缘起、流畅感的内涵及其九大特征，至此完成了对全书核心概念的引入，使读者对流畅感的源头与概貌有了一个基本的了解。

第2章　流畅感如何改变生活

人生最大的快乐不在于占有什么，而在于追求什么的过程。

——本　生

在上一章中，我们带领大家一步步认识、理解了一个全新的概念——流畅感(flow)。或许你已经开始认可流畅感对你生活品质的影响了：它可以令你的生活变得更加丰富、有趣，能够帮助你感知当下的幸福，使自我获得更快的成长。或许你也开始尝试着依照流畅感的特征，回忆自己曾经获得的流畅体验，反思这样的感受给你的生活带来了哪些改变。然而，流畅感毕竟不是随心所欲就能出现的，我们仍难免为时常袭来的焦虑、厌倦等负面情绪所困扰。

因此，本书将在接下来的内容中进一步探讨流畅感产生的条件，这将为我们在生活中有意识地找寻流畅体验提供方向。同时，我们将从整体上概括流畅感给生活带来的主要影响以及是哪些因素促使了流畅体验的产生，相信你会由此滋生出对流畅感更浓厚的兴趣。

2.1　摆脱焦虑与厌倦的完美通道

"……他们全神贯注地投入到正在从事的活动之中，将个人琐事抛于脑后，这一刻，时间和自我都消失了，他们感受到了十足的胜任与掌控，完美地与周围的一切融合……他们不再担心所从事的活动是否富有成效或将得到报偿……此刻，他们已进入到了流畅的状态。"这是希斯赞特米哈伊对流畅体验的经典描述。与"自我实现"的高峰体验相比，流畅体验显得更平民化，更容易在日常生活中获得。

人类日常的生活可以分为生产、维持、休闲类活动三类，而决定人们感受的并不是活动的类别。对于一个热爱工作的人来说，工作就是产生流畅体验的温床，丝毫不会觉得枯燥和乏味。相反，休闲时光也并非人人都能乐享其中。为了调查人们在活动中的各种感受，希斯赞特米哈伊曾试图采用填写问卷的方法进行收集，但他发现随着时间的消减，人们常常无法忠实地再现活动中的感受，因此，用这种方法采集的信息往往具有“再创作”的痕迹。于是，希斯赞特米哈伊在 70 年代早期于芝加哥大学研究流畅体验时，采用了经验取样法（Experience Sampling Method，简称 ESM）。这种研究方法的操作流程是：采用呼叫器或具有设定功能的手表，提醒受试者按时填写随身手册中的两页问卷。呼叫讯号设定为每两小时响一次，由每日清晨算起，至晚间 11 时或更晚。讯号响时，受试者要写下所在位置、所做何事、所想念头、有谁为伴，再以数字描述当时的意识状态，例如：快乐程度、专心程度、动机高低、自尊心强弱等。一周下来，每个人可将 ESM 手册内的 56 页全部填完，忠实记下个人的日常活动与体验。研究者可以借此追踪受试者一周内每日由早至晚的活动，查出受试者从事某活动或与某人相处时的情绪变化。通过对世界各地近万名受试者的问卷数据反馈，希斯赞特米哈伊等人掌握了人类日常生活的内涵与形貌，发现了不同人群在从事相同活动以及同一人群在从事不同活动时感受的差异。在各种感受中，流畅体验时常出现，因此，希斯赞特米哈伊将流畅体验视为人类普遍生活本质的存在，但也强调了这一体验的不恒常性，因为我们不可能毫不费力地就在某个不经意的时刻体验到这种美好的感觉。

前面我们已经谈到了人们在获得流畅体验时所具有的共同特征，比如意识被聚焦于狭窄的目标范围之内，自我意识丧失，只对清晰的目标和具体的反馈有反应，因此不相关的知觉和想法都被过滤掉了。然而，针对流畅体验发生的不恒常性，我们不禁会问：流畅体验产生的条件是什么？如何获得流畅体验呢？

1975 年，希斯赞特米哈伊提出了三区间的流畅感理论模型。这一模型结构显示出个体具备的能力和活动的挑战之间的平衡会导致流畅体验的产生，而生活中的其他经验则是在能力和挑战不平衡时产生的。因此，更多的时候我们无法感觉到美好的心流，焦虑和厌倦这两种负面情绪也会因为人们能力和挑战的不平衡悄然来袭。具体而言，当个体被要求去做他感到不能完成的任务时，就会出现焦虑的状态；而当个体的能力大大超过活动要求所具备的能力时，厌倦感就产生了。流畅体验则如同介于焦虑与厌倦之间的一个通道，处于这一状态中的个体感知到的任务难度与其自身能

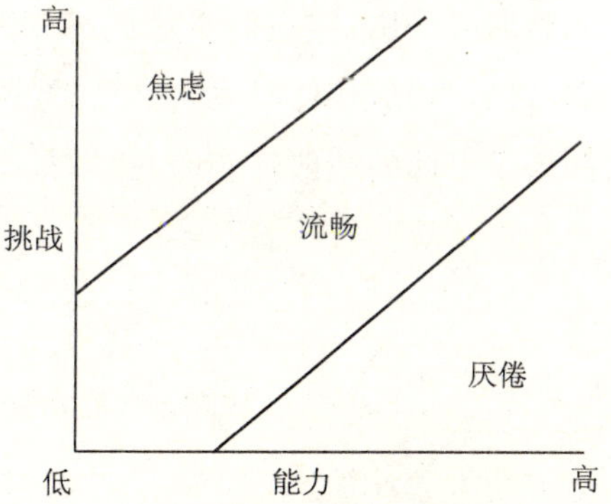

图 1　三区间的流畅感理论模型

力几近匹配，由此获得的积极能量足以使其摆脱或焦虑或厌倦的困扰。

我相信，不论是上图三个区间中的哪一种情绪，每个人都曾有过切身的体会。当我们还是一个蹒跚学步的婴儿时，能脱离父母的庇护独立行走一段都会带来莫大的欢喜。这时候，我们身体的能力与独立行走这一活动正相匹配，于是，你体验到了令人着迷的流畅感，处于挑战与能力平衡的中间地带。渐渐地，我们的下肢力量增强了，身体的协调、平衡能力也有了显著的提升，于是，简单的迈步动作早已驾轻就熟，行走带给我们的乐趣变得微乎其微。正当我们感到有些厌倦的时候，注意力又转向了外界更新鲜的刺激，比如，追着小球拼命奔跑并试图踢中它。当然，这样的动作并不是一开始就能轻易掌握的，你可能一个踉跄差点栽倒，或者怎么也踢不中那个“不听话”的小球，不免有些气急败坏了，能力与挑战的不平衡让你感到了焦虑。这时，你可以作出两种选择：要么不畏困难地继续练习，直到实现目标，要么放弃当前的挑战。如果你选择坚持的话，你会发现不久之后就能从中找到乐趣了，重又进入“忘我”玩耍的流畅地带，直到你再次感到厌倦，注意力又会投向新的目标……

为了证明这一流畅模型的有效性，希斯赞特米哈伊和其他研究者进行了各种研究，但是很多研究都表明这一模型对流畅体验的产生并没有显著的预测作用。因此，麦斯米尼(Massimini)和卡利(Carli)于 1986 年又提出了一个四通道的流畅经验模型。该模型认为，只有当个体知觉到的挑战和自身能力都处于个体的一般水平之上时，这二者的平衡才能产生流畅经验。而较低的挑战与较低的能力之间能够形成平衡，但它们平衡的结果并不一定会产生流畅经验。从这个意义上，我们可以认为流畅体验发生在活动的挑战性与个体的能力达到一种平衡，并且二者都高于个体的一般体验时，也即是个人知觉到的高挑战和高能力的平衡。

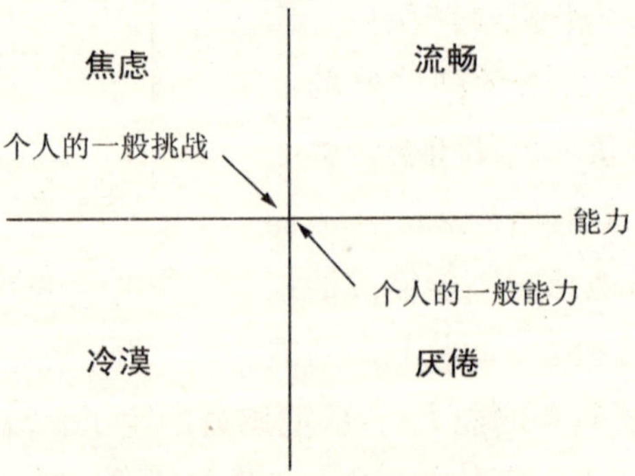

图 2　四通道的流畅经验模型

1988年，麦斯米尼又再次提出了八区间的流畅经验模型，他将挑战与技能的比率区分成三种程度，再相互组合，流畅体验正是存在于高挑战和高技能的水平之上。

表1 八区间的流畅经验模型结构

区间	挑战与技能之比	心理状态
1	高挑战-中技能	激发(arousal)
2	高挑战-高技能	流畅感(flow)
3	中挑战-高技能	掌控(control)
4	低挑战-高技能	厌倦(boredom)
5	低挑战-中技能	轻松(relaxation)
6	低挑战-低技能	冷漠(apathy)
7	中挑战-低技能	担心(worry)
8	高挑战-低技能	焦虑(anxiety)

在这里，我们不去过多地讨论流畅经验是否只出现在挑战与能力的平衡之时，抑或这种平衡是否一定要处于一般水平之上等复杂的学术论断。我们更为关注的是，流畅体验给我们带来的状态改变。可以肯定的是，它的出现的确使我们从焦虑与无聊等负面的感受中抽离了出来，给我们带来一种充实、美好的感觉。只要我们用心感受，就会在更为多元的情境下找到这种感觉。

2.2 提升生活的品质

什么样的生活是高品质的？这一问题很难用确切的语言描述，但在我们每个人的心中都会有种类似的感觉，那就是各项日常活动恰到好处地转换，生活中各个方面的平衡、协调。这样的生活画卷既像西方的油画一般绚烂生动，又像东方的水墨画一般恬静悠远，给人一种既精彩又平和的感觉。

一般来说，不同的活动或生活方式会带来不同的心理感受，如果一个人在生活的选择与安排上总是处于混沌状态，就不会拥有高品质的生活。对生活品质的追求之所以会成为人生中的一大困惑，是因为几乎所有的活动都兼具正反两面，活动本身没有好坏之分，关键是我们如何安排、体验这些活动。例如，没有人不喜欢美食，人们在进食时的感觉通常比一天中的很多时候都要好，然而，进食时间毕竟只占每日清醒时段的5%，我们不可能通过不断进食来获取长足的快乐与满足，相反，进食过程中的专注度通常很低，极少出现流畅体验，如果我们将大量的时间用于吃喝，就会立刻丧失由食物带来的乐趣。再比如，很多人都会将旅游作为一种重要的度假、休闲方式，希望在忙碌的工作与家庭生活之余有一个自由放松的机会。于是，为了用最短的时间游遍所有的名胜古迹，人们会将旅行计划安排得紧锣密鼓，每到一个地方，就拿张地图冲刺，却没能在任何一个地方好好逗留，细细地品味当地的文化特色。最后，拖着疲惫不堪的身体艰难返程，身心并未因此得到疗愈，也就失去了旅游的意义。另外，生活中还有许多乐事，如性、休息、看电视等，也不是越多越好。当这些活动适时适量地出现，人们会感到满足，认为生活的品质得到了提高，而当活动数量无限增多时，心理的回报率便会随之减少，陷入一种麻木、低迷的状态之中。因此，我们不能简单地将某些看来令人愉快的活动纳入到体现生活品质的范畴，因为人类因活动而产生的心理变化并非线性，决定活动品质的是该活动与其他活动的关联。

如前所述，人们的日常活动大致可以分为生产类、维持类、休闲类三类。根据美国近年对青少年和成人日常活动的研究，各项活动的典型体验性质如下表。

表 2　日常活动体验

	快乐	动机	专注	心流
生产类活动				
工作或学习	—	——	++	+
维持类活动				
家事	—	—	○	—
饮食	++	++	—	○
打扮	○	○	○	○
开车、交通活动	○	+	+	+
休闲类活动				
媒体(电视及阅读)	○	++	—	—
爱好、运动、电影	+	++	+	++
谈天、社交、性	++	++	○	+
发呆、休息	○	+	—	——

备注：—，低；——，更低；○，中等；+，高；++，更高。

从上表可以看出，人们在工作或学习时虽然快乐程度与动机强度都不高，可注意力却十分集中，心智运作的投入程度达到了较高的水平，因此，流畅体验也常常发生在此刻，此时的挑战难度与应变能力都很高，而且目标明确、反馈迅速。开车、交通活动等维持类活动也是一样，虽然在快乐与动机方面仅居中等，但因为必须用到一定的技巧和很高的专注度，所以同样能够带来流畅体验。另外，休闲类活动中的主动式休闲与被动式休闲在流畅体验的获得上存在区别。发展爱好、参与社交之类的主动式休闲带来的流畅体验高，这是由于主动式休闲需要的专注度相对更高，并且兼具快乐感和强动机，而看电视之类的被动式休闲带来的流畅体验较低，原因在于所需的动机、专注度都不高，带来的快乐感也不足。不难发现，当一个人处于流畅体验之中时，通常也是专注而快乐的，即使快乐的感受不一定会在活动过程中立刻体现，但活动所带来的成长一定会使人感到由衷的喜悦。

由此可见，提高生活品质的关键在于妥善规划自己的日常活动，让自己尽可能经常沉浸在流畅体验之中。如果你分不清自己喜欢生活的哪些方面或者怎样的活动能给你带来流畅体验，可以养成每天回顾一日生活的习惯，通过这种方式，你可以仔细辨别每项活动的意义、价值以及给你带来的情绪体验，慢慢地，你就能够总结出那些于你而言最可能产生流畅体验的活动，从而更好地规划日常生活，实现品质的提升。

荷兰一所大型精神病院的精神科医生德弗里斯就曾采取过类似的方式帮助了一位患者。这家医院通过分发 ESM 给病人填写来得知他们一天的活动、念头和感受。其中一位患有精神分裂症的女性患者住院已超过 10 年，她思路不清、病况严重，很少有情绪变化。然而，从她两个星期内的 ESM 记录中发现，她曾出现过两次情绪高亢的时刻，而且正巧都是在修剪指甲时。医疗人员认为这是个发现，便找来专业人员教她修剪指甲的相关技巧，而她也十分热衷学习，过了没多久，她就开始替病友修剪指甲。此后，她的性情发生了巨大转变，院方也同意在有人监护的前提下让她出院。出院后，她在家门口挂起招牌，不到一年就能自力更生了。没人知道，为什么修剪指甲是她需要的挑战，但在此时此刻，她的确借助修剪指甲的行为获得了类似流畅体验的感受，也让生命质量得到了意想不到的改善。

由此我们可以推测，如果一个人不懈地探寻生命中属于自己的流畅体验，就一定能够实现生活品质的提升，拥有更为平衡且饶有兴味的生活。

2.3　让幸福如影随形

一天，草原上的一只小狮子问母狮子：“妈妈，幸福在哪里？”母狮子微笑着说：“幸福就在你的尾巴上啊！”于是，小狮子不断地追着自己的尾巴，绕着小圈子跑了好半天，但始终咬不到。母狮子笑了：“傻孩子，幸福不是这样得到的。只要你昂首阔步地向前走，幸福就会一直跟随着你！”

有关找寻幸福的追问由来已久，却没有一个回答能够精准地指引人们踏上获得幸福的捷径，倒是上面这则看似浅显的小故事带给了我们对幸福的另一番思索。幸福就如同小狮子身后的尾巴，刻意追逐往往难以如愿，而当你以积极之心勇敢投入到当下的生活时，幸福却像影子般相伴左右了。

如第一章所述，人们之所以感受不到幸福，是因为总是着魔般的向前奔跑，无休止地设定一个又一个目标，以期获得不断升级的幸福。可事实正好相反，由于人们对当下的生活视而不见，反而与所谓的幸福渐行渐远。在这个高速发展的社会，生活节奏越来越快，秉承着“出名要趁早”“赚钱要趁早”的观念，人们在人生路上走得越发匆忙，总想着今天做完明天的事情，今天赚到明天的钱，因此一刻也不得闲。笔者的故乡——四川成都是国内有名的休闲之都，在这里，你能感受到的是慢节奏、闲散安逸的生活。工作之余，人们心安理得地将时间花在与亲朋好友逛街、玩乐、品味美食等种种休闲活动上，“打麻将”和“泡茶馆”更是四川人标志性的休闲方式。行色匆匆的外地人来成都看到这般景象，一面惊羡不已，一面又颇为不解，认为这样的慢节奏、重享乐是他们所不能想象的，与其这样纯休闲，不如将时间花在多兼一份职、多谈一桩生意上，那样可以挣更多的钱，是更有助于未来的生活方式。然而，四川人依旧保持着独有的休闲文化，专注于享受当下的幸福。

“专注于当下”正是流畅体验的重要特征，当人们忘我地投入到当前的活动中时，获得的流畅感就在不知不觉中成了滋生幸福的温床。曹新美、刘翔平等人的研究发现，流畅感强烈地影响着一个人的主观幸福感，并且有助于愉快情绪、生活满意度和积极情感的出现，而且流畅感与生活满意度之间存在着显著的正相关，在活动中体验到的流畅感会增加个体的心理幸福感。

哈佛大学的心理学家们用一个叫“追踪你的快乐程度”的程序，以随机的间隔与世界各地的人们取得联系，询问他们的感觉、正在做的事情以及正在想的事情。通过2200多个人的回应发现，人们有近一半的清醒时间是在走神——做白日梦、盘算未来和反思过去等。这些走神内容非但不会给人们带来快乐，反而会带来无尽的痛苦。哈佛大学心理学家马修·奇林斯沃斯教授进行了问卷调查，结果发现，参测者的走神时间大约占清醒时间的46.9%。参测者表示，做每件事情的时候几乎都会处于分心状态，而占清醒时间46.9%的“大脑漫游时间”正是人们最不快乐的时候。研究人员表示，“人类大脑是走神的大脑，而走神的大脑是不快乐的大脑”，人类特有的“瞻前顾后”能力其实是一把双刃剑，对于尚未发生之事的思考能力是一种付出情感代价的认知成果。笔者曾通过基于接受与承诺疗法（Acceptance and Commitment Therapy，ACT）的团体辅导对具有抑郁情绪的大学生进行心理干预，干预前的问卷调查反映出这些学生穷思竭虑（rumination）的程度都超过了一般水平，也就是说他们大多具有反刍性的思维习惯，有很大一部分时间不是用于现实的行动，而是用在了对已发生与未发生事件的重温与预设上，这样的思维习惯不具有任何建设性，反而加重了他们的痛苦。从外部表现来看，他们很难克服抑郁情绪，过重的思虑负担还使他们常常游离于"当下"之外，减少了行动带来的价值感。干预的目标正是要将此类学生对无意义想法的关注转移到对现实生活的关注上，澄清自己的价值观并且付诸行动。经过一段时间的干预之后，这些学生的穷思竭虑水平下降明显，随之而来的是抑郁情绪的显著下降与主观幸福感的显著提升。学生们还通过干预后的开放式问卷与个别访谈反映出：由于反刍性思维习惯的改善，他们变得更多地"专注于当下"，这让他们有了更多的流畅体验，增强了幸福感。

本章小结

我们每个人都会在一天中从事各种各样的事情，但不是每件事情都能让我们产生积极的感受，因此，本章的第一部分通过流畅感研究的鼻祖——希斯赞特米哈伊对人们日常生活内容与感受的研究，说明了流畅感的存在及其出现的不恒常性，接着又介绍了流畅感产生条件的三种理论模型，论证了流畅感能够让人们减少负面情绪。

第二部分主要通过研究和事例说明生活品质的高低与生活内容没有必然的联系，而与如何选择与妥善安排这些内容有关，多做能带来流畅体验的事情，生活品质就会随之提高。

第三部分从流畅感对幸福感的影响角度，说明了流畅感的发生是人们"专注于当下"的表现，这会让人感觉更加幸福和快乐。

总之，流畅感对生活的改变与幸福感所起的作用类似，都是整体性的，或者说它代表了一种更为积极的思维方式与生活态度，它对生活的影响远不止上文所概括的内容，有待于我们在实际的生活体验中作出进一步的总结。

第3章　流畅感与高效学习

> 勤学一日，可得一日安眠；勤学一生，可得幸福长眠。
>
> ——达·芬奇

从这一章开始，我们将延续上一章的话题，看看流畅感是如何具体地影响到我们生活的方方面面，甚至是我们的内心世界的。

这一章要谈到的是流畅感对于实现高效学习的影响作用。“学习”这个日常生活中经常提及的话题相信大家都不陌生，它无可争议地成为我们青少年时期成长乐章的主旋律，更是当下“学习型社会”颇受关注的热点。你会发现，人们的幸福感有很大一部分来自于学习和工作所带来的成就与价值，即便大多数人对这两件事情的反应常常有些矛盾：既谈不上狂热喜欢，又无法全然割舍。

本章的第一部分会对人们学习的现状作出分析并找出症结所在——“精神能趋疲”的破坏力。接下来将阐释学习恐惧的克服、学习乐趣的体验，这都需要引发流畅感的“精神反能趋疲”的介入。第二部分将重点阐述流畅感中“专注”这一特征对于学习潜能的激发和学习效能的提高。第三部分将补充学习中流畅感获得的其他要素，包括如何实现挑战与能力的匹配，如何体现目标清晰、及时回馈等。

3.1　告别恐惧，心生热爱

你是在勉强学习吗？

父母对孩子说得最多的一句话是：“你要好好学习。”

面对人生中接踵而来的学习任务，最常见的激励是：“活到老，学到老。”

没有人会否认学习对于自身发展的重要意义，可是，你真的做到了将大量时间花在学习上，寻求个人的成长了吗？你真的是一个乐享学习的人吗？我想，很多人都无法给出肯定的回答。

回想自己的成长之路，你是否也对学习产生过迷茫与厌倦？对于中国的学生而言，学习的动力更多来自于外在的评价，大大小小的考试催生着“勤奋而勉强”的学习者，“头悬梁，锥刺股”为的是“金榜题名”的瞬间荣耀，可却无法领会到学习的真正乐趣，对学习的热爱浮于表面，不深刻、不持久。当没有外在目标作为学习的动力时，不愿学习、畏惧学习的真实状态就显现了出来……

就像前文中提到的小 Q，我们虽然知道学习的重要性，也愿意将大把的时间用于学习，可是要真正进入状态往往不那么容易：你可能会不可避免地受到各种干扰，从而打破原有的计划，令学习变得低效与挫败。当这样的经历越积越多，你也就陷入了一种恶性循环之中，变成了一个不爱学习却又勉强学习的学习者。上网搜索，有关青少年厌学的讨论和指导性读物不乏其数，这似乎有违孩童生而向学的天性。看看那些天真无邪的小孩子吧，路边的影子、远处的狗吠声、电话里的说话声、积木的碰撞、玩具铃铛的摇摆，这些对于他们来说都是那么的奇妙，吸引着他们迫不及待地去探索。随着年龄的增长、知识经验的逐渐丰富，这种好奇心和学习的愿望也在慢慢减弱，尤其是在学习的过程中，获得的反馈不那么积极之时，所产生的负面情绪就使学习的愿望变得更弱了。这些破坏人们学习意愿的负面情绪会在内心产生“精神能趋疲”，导致我们无法集中精力于学习之上，也无法恢复到内在主观情绪的常态。为了使我们不再勉强学习，就需要找到那些被称为“精神反能趋疲”的正面能量来增加学习中的流畅体验，令学习变得快乐而高效。

学习，没那么可怕——拓展你的舒适区

学习，意味着接受新知，意味着迎接挑战，是一个建立新的认知结构、寻求行为改变的过程。心理学研究发现，人类对于外部世界的认识可分为三个区域：舒适区、学习区和恐慌区。在舒适区我们得心应手，每天处于熟悉的环境中，做在行的事情，和熟悉的人交际，因此对这个区域中的人和事感觉很舒适，但是学到的东西很少，进步缓慢，而且一旦跳出这个领域，面对不熟悉的环境及变化，你可能会觉得有压力，无所适从。学习区是我们很少接触甚至未曾涉足的领域，充满新鲜的事物，在这里可以充分锻炼自我、挑战自我。比如，搬到一个新的寝室居住，接触另一个专业的书籍。恐慌区，顾名思义，在这个区域中会感到忧虑、恐惧、不堪重负。比如，在一个自己从未接触过的领域中超负荷工作，或者从事一些危险的极限运动。在舒适区中，我们往往觉察不到任何压力，并且没有强烈的改变欲望，从而忽视环境的变化，放松对自己的要求，最终走向“温水煮青蛙”的结果。这就是为什么人们不愿尝试未知的领域，而对熟悉的事物情有独钟，虽然在熟悉的领域中我们会感到乏味、缺少成就感等，但是在这里我们能充分地掌控环境和自己，不必承受任何风险和挑战，因此感到很舒适，不愿离开。

然而，心理学研究结果表明：只有在学习区内做事，人才会进步。尝试新鲜事物，探索未知领域，能开拓思维和视野，激发人的潜力。因此，学习对于每个人的毕生发展都是必要而自然的，唯有主动跨入新的学习区，并在经历无数挑战与困惑之后，一步步把学习区转化为新的舒适区，才是生命中真正的乐趣所在。

这让我想起了那本曾经风靡全球的畅销书——《谁动了我的奶酪》，里面讲述了一个关于“变化”的故事：很久以前，有两只小老鼠和两个小人住在一座可以无限供应奶酪的迷宫里，不过奶酪藏在迷宫的某一个角落。两只小老鼠是凭着直觉去找奶酪的。两个小人则是凭着分析和推理去找，他们花了很大的工夫，终于找到一座看上去可以吃不完的奶酪山，于是他们连住的地方都搬到奶酪山的附近，日复一日，他们过得很快乐。直到某一天，奶酪山不见了。两只小老鼠立刻决定去找下一座奶酪山，可两个小人却被“奶酪消失”的景象震撼住了，他们不断问自己以及相互讨论“谁搬走了我的奶酪”。日子在困惑中一天天过去，其中一个小人决定接受这个事实，去找下一座奶酪山。可是他的朋友不愿意，还是坐在原来的地方，希望“搬走奶酪的人”会将奶酪山还给他。出去找奶酪的小人在路途中几度因为不确定“能否找到奶酪山”而动摇，可是他却发现：当一个人摆脱了自己的恐惧，就会觉得无比的畅快和舒适！虽然那时他还没有找到奶酪，但是他不再为过去曾经拥有又失去奶酪山而感到痛苦。最后他终于找到了新的奶酪山，也见到了那两只小老鼠。

这个故事告诉我们：人都害怕改变，改变意味着迫使我们从舒适区走向学习区，甚至是恐慌区，要进入新的舒适区就必须经历一个个新的挑战，踏上一条艰难的改变之路。但正如那个接受了事实、决心走出去寻找奶酪的小人所说的一样，这一过程虽然艰难，却让他感受到了摆脱恐惧后的畅快与舒适。

学习的过程其实就是这样一个建立新的舒适区、寻求改变的过程，人们难免会对未知的改变感到恐惧，不愿主动学习。马克·吐温说过：“我曾经有很长一段时间生活在恐惧之中，但是事实上大部分我所忧虑的事情并没有发生。很多事情其实很简单，只是我们在思想上把它们复杂化、困难化了。”这种对未知的恐惧是人类过于复杂的思维与情感所导致的障碍，如果能像两只小老鼠那样，把事情简单化，用积极的行动来应对，就不会有那么多阻碍改变的痛苦思考了。现在，我们可以得出这样的结论：学习（尤其是在刚开始的时候）有可能是艰苦的，但绝不像想象般痛苦，当你放下了阻挠你的负面情绪，学习的过程也将轻松许多。

学习，值得热爱——做学习乐趣的体验者

一位在学海中几经浮沉的年轻学子这样描述他对学习乐趣的感悟：刚入小学时，我对学习感到十分迷茫，因为在很长的时间里，我的学习都处于被动的境地，很难发现学习的乐趣。小学时有父母的棍子，初中时有老师的训骂，高中时有高考的压力，感觉那十二年活得好窝囊，被老师呼来喝去的，人生一点目标都没有，学习上更是一片迷茫。班级里充满了火药味，每个人都在为名次死啃书本，在教育体制的约束下，我们没有选择，只能去接受。高中毕业未进大学前的我还是相当迷茫，不知道学习的目标和动力是什么。直到进入大学后，我才慢慢领悟了学习的乐趣。以前拿起课本就想睡觉，感觉很累，现在我拿起课本，尤其当我在看我喜欢的专业书时，那种感觉好兴奋，好愉悦……后来我发现原来学习是需要兴趣的，兴趣是学习的动力，有了学习的动力，才会产生学习的目标。那么，目标是什么呢？目标就是你为什么要看这本书，你想拿这本书来干什么，做什么用。比如说我，因为我想做个网络工程师，从事网络工作，所以就去看网络的书。在看书的过程中，我的笔、眼、脑相互配合，每当看懂一个知识点，或者在做题时发现某个答案不够明确，那种融入书本的成就感都是相当美妙的。现在，如果你问我为什么学习是快乐的，我可以肯定地告诉你：学习使我掌握了想要的技能，学习过程体现了自我的价值，人生的目标也不再迷茫了。

这是一个普通求学者对学习的解读，从迷茫、畏惧到兴趣盎然，最终找到了学习的真正意义，从而开始热爱学习。生活中还有很多“活到老，学到老”的动人故事：

故事1　著名经济学家于光远晚年攀登文学高峰

头顶“著名经济学家”桂冠的于光远晚年又开始攀登文学高峰，他的散文出手不凡，自诩“21世纪文坛新秀”。于老86岁开始使用电脑，86岁建立了自己的网站，现在又打算当“博客”。90岁之前，于老出版了75部著作，其中包括散文集《古稀手迹》《墙外的石榴花》《我眼中的他们》《周扬和我》《我的编年故事》等。晚年的于光远每天花大量的时间坐在电脑前，除了吃饭、睡觉以外，他基本都在电脑上写着、学着、玩着、快活着。他表示，百岁生日之前，要出百部著作。

故事2　德国79岁老太太成博士

在离德国科隆不远的西比希城，约翰娜·玛克司夫人可是个响当当的人物。玛克司夫人退休之前长期在一家公司任职，是个活跃、开朗的女士。退休之后，不甘寂寞的她先是上了一个法语班，后来在报上看到科隆大学招收老年大学生的广告，便勇敢地报名，成为正式大学生，当时她已满 65 岁。第一学期的学习让她最难适应，因为上中学时，课程和课表都是由学校或教师制定的，而这回，一切都得自己安排。在度过最初的难关之后，她越学劲越大，而且凭借着年轻时积累的丰富知识和良好的学习基础，成绩经常在班里遥遥领先。平时，她和年轻人一样身穿运动装或牛仔服，还常常和同学们一起参加游戏或体育运动，在入学的第三年，她就学会了电脑操作，还积满了所需要的足够学分。不过，她并没忘记时不时忙里偷闲回家操持家务，并尽量抽空陪丈夫进餐。同学们惊奇地发现，她在读书期间，竟然做到了学习、家庭两不误！

1994 年，70 岁高龄的她经过长达六年的刻苦攻读完成了学业，并以优异的成绩获得了科隆大学的教育学硕士文凭。九年之后，玛克司夫人又在 79 岁时，完成了长达 200 页的博士论文，论文的题目是“如何度过晚年——学习使老人永远充满活力”，最后被科隆大学授予教育学博士学位。论文研究的是老年妇女如何才能安度晚年，玛克司夫人为了更好地完成论文，曾深入多个养老院和普通家庭，采访了 34 名终身学习的老年妇女。由于玛克司夫人是她们的同龄人，她们几乎毫无例外地向她倾诉了二战遗留在自己心灵深处的创伤，以及进入老龄之后感觉到的孤独、失落等负面情绪。而正是老年时代孜孜不倦的学习，她们的晚年生活才变得异常充实和快乐，有的还因此克服了酗酒、吸毒或依赖药物的毛病。她认为，进入老年后，大脑的“锻炼”尤为重要，如背诵歌词和外语单词就是很好的锻炼大脑的方式。在论文中她强调，每个人都会变老，这是不可避免的自然规律，可如何度过晚年却可以由自己决定。

小城的市民们无不对这位孜孜不倦的老人赞叹不已，由此她被选为该城“最伟大女性”，还曾作为嘉宾参加了德国著名电视主持人迪沃累克主持的一次脱口秀节目，令全国的观众都认识了这名戴着大框架眼镜、说话有条不紊又颇富幽默感的老人。如今，玛克司夫人每天都会收到大量来信，其中也不乏来自年轻人的。一名 30 多岁的少妇在信中写道：听了您老人家的故事，我们再也不怕变老啦！

以上两则故事的主人公都堪称“热爱学习，终身学习”的典范，我们似乎也跟随着两位老人在快乐学习的海洋中畅游了一番，获得的是满满的收获与无法言表的内心喜悦。人生必经的衰老过程因为有了学习与成长的陪伴变得不仅不令人恐惧、沮丧，还让人充满了无尽的欢乐和价值感，这就是学习的益处，了解了这些益处，你或许就能爱上学习，体验到学习带来的流畅感！

结合前面那位求学者的感悟，我们发现热爱学习至少需要具备以下几个要素：意图、动机和目标。意图是一个人想要展开某种行为的想法或决心。我们每天都会产生各种各样的意图，有时还会白日做梦地异想天开，可是意图常常并不持久，因为它所需的精神能量是短期的，很多意图都只是在头脑中一闪而过，然后便隐没于意识的洪流里，直至消失不见。因此，很多人虽然抱有想要学习的决心，却无法在实际行动中达成学习的目标，这是因为想要学习的决心还仅仅是一种意图，短暂而混乱。此时，我们要做的是将意图转化为目标，在集中心力、设定事情的轻重缓急之后，意识就会变得井然有序，这就是目标的建立。目标能多大程度地实现又与你的动机有关，不论行为的目的出自外在动机（被迫）或内在动机（自愿），都比漫无目的的行为来得持久，因此，在学习之前你必须弄明白"为什么要学习，学习的意义是什么"，而不是因为盲目地听从外力的驱使或是模糊地认为"应该学习"而去学习，只有动机足够强大，才能支持你持续地投入精力，在学习中获得更多的经验感受，使目标得以实现并真正爱上学习。

3.2　专注是才智之源

高效学习的思维障碍

现在，你或许已经变得不那么害怕学习了，并开始通过寻找学习动机、澄清学习目标来将学习的意愿转变为真正的行动。然而，意图、动机和目标仅仅是你实现高效学习的必备条件，却不充分。在实际的学习过程中，我们难免会被各种力量拉扯着，尤其是学习目标暂时无法实现的挫败感，这些情绪会重新将你推向低效学习的恶性循环中，让你对学习再次心生恐惧，变得勉强和无助。那么，还有什么是能带给你正面能量的"精神反能趋疲"呢？

有一位著名的心理学家，他的学生问他："心态会对一个人的行动产生什么样的影响？"心理学家微微一笑，把他们带进一间伸手不见五指的黑屋子。在他的引领下，学生们很快穿过这间神秘的房间。然后，心理学家打开房间里的一盏灯，在昏黄黯淡的灯光下，学生们看到房间的地面是一个很深很大的水池，池子里有许多凶恶的大鲨鱼，紧贴着水面的是摇摇晃晃的浮桥，他们刚才就是从这座浮桥上走过来的。心理学家看着学生们问："现在，谁敢再次走过这座桥呢？"没有人回答。心理学家走进水池，敲得鲨鱼的脑袋"咯咯"作响，原来池里边是一些树脂做成的鲨鱼。他说："现在我可以回答你们的问题了，这座桥本来不难走，但桥下的鲨鱼对你们造成了心理威慑，于是，你们失去了平静的心态。没有灯时，你们是专心于路，亮开灯后，你们是专心于困难。心态对行为当然有很大的影响啊！”

引出这个故事是想说明，学习的道路上困难在所难免，遗憾的是我们常常以更关注困难甚至假想困难的方式加重了内心的恐惧，分散了专注于“路”的精神能量，从而使行为的效果不佳，相反，如果你全心专注于“路”，时时处处想着的是如何克服困难往前走，走起来就会轻松许多。专注，的确是一种非常重要的“精神反能趋疲”。

专注造就非凡

我们在剖析一个学习优秀或发展卓越的人时，往往会将智力因素和非智力因素同时纳入到讨论的范畴之内。美国哈佛大学教授霍华德·加德纳（Howard Gardner）于 1983 年提出了多元智力理论，这一理论认为人的智能至少可分为语言、数理逻辑、空间、身体运动、音乐等多个方面，每个人都可以根据自己的智力倾向找到适合的发展方向。然而，要使某方面的潜能转变成充分发展的才能，就必须学会控制自己的注意力，在这方面投入大量的精力。下面这则故事也许能带给你一些启示。

法国作家莫泊桑（Guy de Maupassant）很小便表现出了出众的聪明才智。一天，舅父带莫泊桑去拜访他的好友——著名作家福楼拜（Gustave Flaubere）。舅父想请福楼拜做莫泊桑的文学导师，可是，莫泊桑却骄傲地问福楼拜究竟会些什么。福楼拜反问莫泊桑会些什么，莫泊桑得意地说：“我什么都会，只要你知道的，我就会。”

福楼拜不慌不忙地说：“那好，你就先跟我说说你每天的学习情况吧。”莫泊桑自信地说：“我上午用 2 个小时来读书写作，再用 2 个小时来弹钢琴，下午则用 1 个小时向邻居学习修理汽车，用 3 个小时来练习踢足球，晚上我会去烧烤店学习怎样制作烧鹅，星期天则去乡下种菜。”说完后，莫泊桑得意地反问道，“福楼拜先生，您每天的工作情况又是怎样的呢？”

福楼拜笑了笑说：“我每天上午用 4 个小时来读书写作，下午再用 4 个小时来读书写作，晚上还会用 4 个小时来读书写作。”莫泊桑不解地问：“难道您就不会别的了吗？”福楼拜没有回答，而是接着问：“你究竟有什么特长，比如有哪样事情你做得特别好？”这下莫泊桑答不上来了，于是他便反问福楼拜：“那么，您的特长又是什么呢？”福楼拜说：“写作。”

原来，特长便是专心地做一件事。于是，莫泊桑下决心拜福楼拜为文学导师，一心一意地读书写作，最终取得了丰硕的成果。

这个故事向我们展示了专注的力量，事实上，很多名人的成功之路都离不开专注，这就像用放大镜将阳光聚焦于某一点，这样便可以引燃一根火柴。专注能使一个具有音乐天赋的人成为音乐家，专注能使一个具有数理逻辑天赋的人成为数学家或工程师。我们可以毫不夸张地说：在你具有潜能的领域，你只要能专注如一地投入精神能量，就一定能成为这一领域的专家！

前面已经提到，高效学习的障碍源于负面情绪等“精神能趋疲”导致的能量阻断，这使得原先的意图和目标无法达成。因此，对于学习这样一个复杂的心智运作过程，专注更是协调意图与情绪的重要纽带，只有将二者完美地统一起来，我们的意识才不会陷入混乱，也才能将精神能量源源不断地投入到对目标的实现中去。在大学校园里经常会见到这样的例子：一个怀有雄心壮志、对大学生活充满各种期许的大一新生，刚开始也对大学学习充满了美好的期待和强烈的意愿，于是认真地去上每一堂课，还经常泡图书馆用于预习、复习。然而，不久他/她发现自己因为无法适应老师的讲课方式、学习方法存在问题，导致了学习效果并不理想，于是产生了负面情绪，并衍生了将生活的重心转移到学校活动或者娱乐休闲上面。在一段时间热衷于学校活动或者毫无原则地放纵自己之后，又发现这样的生活更令其感到挫败，于是又将重心转向社会实践等别的方面。总之，一个人的意图会不断随着情绪的变化而变化，专注的力量正是体现于掌控情绪的“风云变幻”，将“精神能趋疲”的破坏作用降到最低，这就确保了意图与情绪的统一，促成了初始目标的实现。

“高空王子”阿迪力·吾守尔因上演过无数令人心惊胆寒的高空奇迹在中国已是家喻户晓。作为新疆达瓦孜艺术的第六代传人，他曾五次成功打破高空行走的世界纪录，被誉为“维吾尔族的英雄”“中华民族的骄子”。每当看到手持平衡竿的阿迪力在没有任何保护措施的情况下行走在悬于几百米高空的绳索之上，都会让人有种“命悬一线”的感觉。不过对于阿迪力本人来说，这绝非单纯的冒险，因为高空行走已经成了他生活的一部分，是其生命意义的一种表征。由于对达瓦孜艺术发自内心的热爱，他选择坚定地将这种艺术传承下去，这种信念足以战胜内心的游移与恐惧。

看看画面中的阿迪力吧，他的神情十分坚定，所有的注意力和能量都专注于走好脚下的每一步。此刻，他的意图、情绪、思维等各种意识成分都达到了高度的统一，没有了琐碎杂念和负面情绪的干扰，不去管潜在的危险与困难，只专注于脚下的“路”，内心自然十分平静。这就是专注的力量，更是令人向往的流畅感！

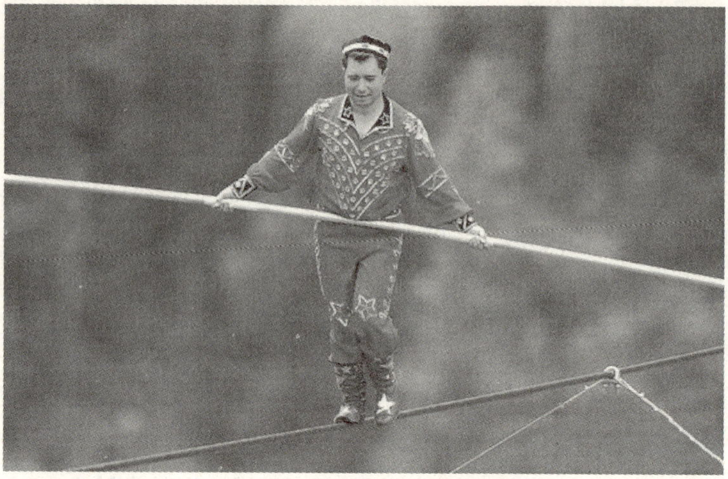

［注］图片摘自24体坛网

也许你会说，这样的状态只有在这种特殊的环境之下才能轻易得到，因为稍不留神就将葬身于万丈深渊。是的，我们要寻找的正是这种如临深渊的感觉，在你学习的过程中，不妨借助这种感觉，将自己的注意力充分调动，确保能够很好地统一意识的各种成分，直至实现目标。

专注提高效能

专注造就了非凡的才能，生活中那些善于控制自己注意力的人则更易成为常获流畅感的高效能人士。所谓高效能人士并非如我们头脑中时常浮现的那样：西装革履，健步如飞，每天都必须神经紧绷地快速处理完大量的繁杂事务……其实，真正的高效能人士恰恰是能够摆脱疲于奔命之感，善于为大脑减负的人。

前面已经讲到，我们的学习之所以会陷入低效，原因在于每时每刻都有太多的信息进入到意识之内，我们还会由此产生各种各样的想法和情绪，进一步加重大脑的负担。高效能人士的聪明之处在于知道人能应对的信息量有限，在同一时间内只能进行一项有意识的思维活动，只能专心做好一件事情。拿学习来说，你给自己一定时间内制定的学习任务必须是适量且单一的，若是要求自己同时完成多项任务，不仅不能节省时间，反而会耗费更多的精力，效果也将大打折扣。大脑就像一个运行中的CPU，空间和资源有限，因此，只能将最重要的内容放在桌面上处理，而不是那些不时跳出来的无关紧要的信息，同时展开太多的操作会导致低速甚至“死机”。

当然，注意力的确很容易被分散，当我们分心时，通常是在想与自己有关的事，这是因为我们激活了脑中的默认网络，而只有抑制分心，才能集中精力。当你需要集中精力时，应该首先将所有外物干扰因素彻底清除，尽量隔绝与外在的交流。当你从事的是有难度的学习任务时，要首先清理大脑，减少内因干扰的可能。另外，你还需要启动脑内的刹车系统——右外腹前额皮层，你必须时刻意识到自己的内心活动，在负面情绪和有碍学习任务执行的想法出现时，立即将其抓住，养成尽早、尽快、经常否定这些“精神能趋疲”的习惯，从而阻止分心。通过不停尝试抑制冲动，用准确的语言向大脑强化正在进行的学习任务，可以让前额皮质区充分参与进来，有效抑制分心。

另外，积极的期望能够增加大脑中多巴胺的分泌，使你更加集中注意力。这一论断通过一名女教师对自己学生所做的实验得到了佐证。这名女教师在具有普遍意义的罗森塔尔效应（即期望效应）的基础上，进一步探索了自我的积极期望对于提高学习专注度及学习效果的作用。实验中，她对孩子们说：“根据最新的科学成果报告，蓝色眼睛的孩子要比褐色眼睛的孩子学习能力强。”接着，她让孩子们各自制作了一个写有“蓝色眼睛”或“褐色眼睛”的牌子挂在脖子上。一周后，她开始统计成绩：发现褐色眼睛的孩子们成绩明显下降，而蓝色眼睛的孩子们成绩都显著上升。随后不久，她又在班上说：“上次我的话说错了，文章上写的其实是蓝色眼睛的孩子成绩差，而褐色眼睛的孩子成绩好！”不久，情况发生了完全相反的变化，褐色眼睛的孩子们借由积极的自我期望，提升了学习的专注度，成绩也随之上升。

3.3 通往快乐学习

学习本身并不快乐

我记得读过一篇讲哈佛大学学习生活的文章，感悟颇深的是下面这张哈佛图书馆的照片——“凌晨四点多的哈佛大学图书馆里，灯火通明，座无虚席……”事实上，哈佛的学习之所还远不止学校的100座图书馆，对于那里的学生们来说，餐厅、医院、校园的角角落落都是图书馆的延伸，于是，哈佛的诺贝尔奖得主有33位，哈佛产生的美国总统有7位。是的，哈佛不是神话，哈佛只是一个证明：人的意志、精神、抱负、理想的证明！在美国，随着年龄的增长，学习任务一点点加大，到大学时是最苦的，所有的精英教育都必须吃苦。大学四年是美国大学生最勤奋的四年，是积蓄人生能量的黄金四年。所以，美国的高科技人才一直是世界上最多的。哈佛的学生说，哈佛的学习强度大，睡眠很少，有在炼狱的感觉，对意志是一个很大的挑战，但如果挺过去，以后再大的困难也就能够克服了。因此，在哈佛大学里有一句广为流传的格言——“忙完秋收忙秋种，学习，学习，再学习”。哈佛的学生信奉：在人生的道路上，你停步不前，而有人却在拼命赶路。也许，当你站立的时候，他还在你身后向前追赶，但当你再一回望时，已看不到他的身影了，因为，他已经跑到你的前面了，需要你来追赶他了。所以，你不能停步，你要不断向前，不断超越。成功与安逸是不可兼得的，选择了其一，就必须放弃另一个结局。哈佛的老师经常告诫学生：如果你想进入社会后在任何时候都得心应手，那么你在哈佛的学习期间就没有晒太阳的时间。

哈佛近乎疯狂的学习节奏和震撼人心的奋斗驱力是多数人无法想象的，可却在昭示着高效学习的本质。图片中熬夜苦读的哈佛学子就像是一个个身在百米高空的“走钢丝者”，容不得情绪或心念上有一丝疏忽，正是这种如临深渊的感觉，使他们全神贯注于书本之上，沉浸在高效的心智运作活动中，感受着学习带来的流畅感。然而，这种体验并不像诸多能够带来快乐的活动（如与朋友吃饭闲聊，漫步于郊外，享受午后和煦的阳光）那样，有助于你感受到放松和美好。事实上，学习的过程并不会让你感到快乐。试想一下，一个高空行走者若是还要分心感受快乐，就很可能跌入万丈深渊。那么，当所有的精神能量都投入到学习上时，自然无暇感受快乐。只有在学习任务完成之后，才有余暇回顾学习带来的目标实现、成就成长等，从而为这种流畅体验心存满足、心生感激，并由内心深处涌现出快乐之情。

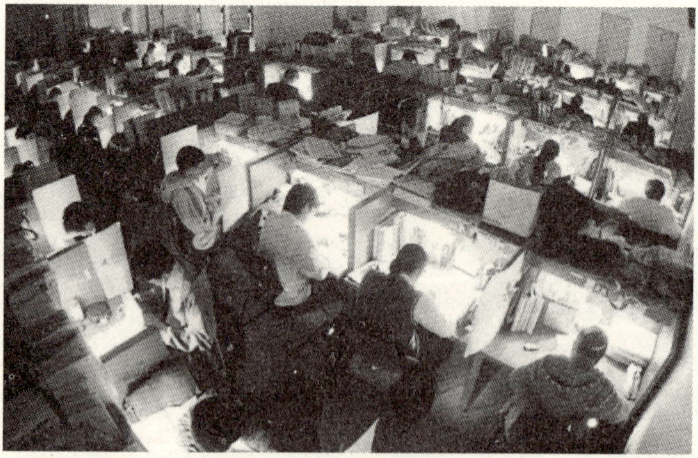

［注］图片来源：http://blog.sina.com.cn/s/blog_6877abec0100jh77.html

你会发现,带来快乐的活动有很多,但真正能让你体验到流畅感的活动并不多,学习就是其中之一。学习本身并不快乐,甚至充满了艰辛,可学习目标完成之后的快乐却令人心驰神往,这是那些浮于表面的快乐所不能企及的。

学习任务与能力的平衡

如果说前面提到的那些影响学习中流畅感获得的因素多属于人的精神层面,是内部的、主观的,那么,还有哪些是我们能够控制的外部因素呢?我们可以通过哪些方法对学习任务以及其他外部因素进行调整,以获得流畅感呢?

希斯赞特米哈伊用下图说明了各种心智状态都可以被理解为挑战和能力的产物,这是一个帮助我们检审该如何作出调整的参考依据。如图所示,如果挑战难度与能力相比过高,会令人深感挫折,进而产生担忧(anxiety)、焦虑(worry)。这种情况通常发生在制定的学习任务过高的时候,是“不可能完成的任务”导致了当事人不同程度的负面情绪。如果挑战难度与能力相比过低,会令当事人感到厌倦(boredom),甚至松懈(relaxation),如:练习一些自己早已掌握的题目,去听过于浅显的课程。如果挑战难度低,个人能力也不足,当事人的态度就会趋于冷漠(apathy),如:重复抄写课文。而流畅感(flow)只在挑战与能力相互平衡,并且二者均处于最高点时最容易产生,即一项任务使一个人的潜能得到最大程度发挥时,流畅感也就在不知不觉中出现了。另外,还有两种状态与流畅感最接近,一种是激发(arousal),一种是掌控(control),这是两项重要的学习情境。只要在此基础上进行适当的调整,就能在学习中获得流畅感。处于掌控状态中的人感觉快乐而满足,但由于挑战的难度与当事人的能力相比还不够高,因此无法将当事人的能量完全调动起来,使其全神贯注。这时要获得流畅感,就要考虑提高挑战的难度,加大学习任务。处于激发状态中的当事人感到面临高难度挑战,自己的能力稍显不足,在隐隐的焦虑中,心念会变得专一、主动且投入,只是这种专注因为能力与挑战的不匹配,往往缺乏坚定和振奋,要进入更愉悦的流畅状态,就要及时学习新技巧,提升自己的能力,使之与当前的挑战相匹配。

2007年,屈尔(Choi)等人在此理论基础上提出了数字化学习(e-learning)的成功模型,研究表明,数字化学习特征、流畅体验、学习者对数字化学习的态度以及学习结果间有显著的相关性。这一研究还特别揭示了流畅体验作为学习过程中的核心因素对学生起着关键作用,对学习结果的质与量都起着直接或间接的影响。

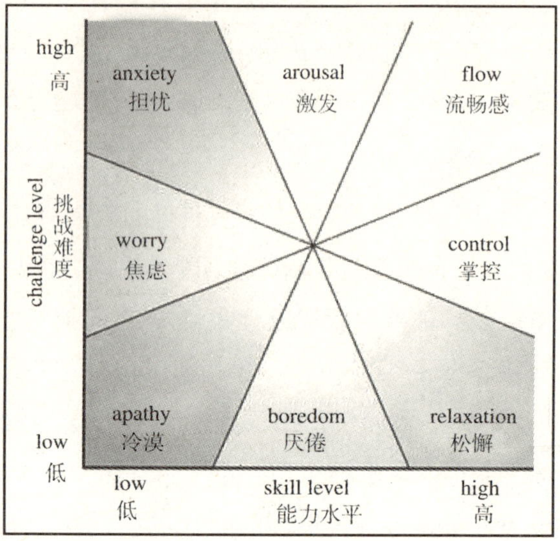

［注］图片来源：http://www.gdutol.com/news/keji/94496.html

网络游戏闯关在学习中的迁移

沃斯科恩斯基（Voiskounsky）等人以俄罗斯游戏玩家为对象，采用自编的问卷对网络游戏玩家的流畅感进行了调查，结果表明个体在网络游戏中能够体验到流畅感，而流畅感也是造成游戏长时间吸引玩家的原因之一。国内也有研究者对网络游戏中的流畅感进行过剖析，认为人们沉迷于网络游戏的关键原因是流畅感的获得，因为在网络游戏的过程中最能体现流畅感的某些重要特征，如目标清晰、进度明确、任务与技能相对平衡、全身心投入等，因此应该将这种“游戏的流畅感”迁移到学习和工作中。对“游戏流畅感”的关注并非只在学术界，游戏界对于游戏流畅感的研究也从未间断。有游戏策划者指出，在研发时期，曾集中精力在提高游戏“顺畅感”的完善上，这包括“主支线任务的引导”“等级过渡的顺畅感”等，而这正与学术界中“流畅感”的说法不谋而合。可见，游戏闯关正是紧紧扣住了流畅感中目标明确且能立即得到回馈的特征，使人们在挑战与能力的高度匹配下进入到心无旁骛的状态。

那么，学习中的“闯关”如何体现呢？前面我们已经说到，勉强学习的学生不在少数，学习任务的实施经常处于被动、低效的状态。比如，有很多学生花了大量的时间记忆英语单词，却发现很多天过去了，还在“A”打头的词汇里转悠，进展甚微。咨询过程中，每当有学生表露出诸如此类的尴尬时，我通常会提醒他们问题可能出在没有进行有效的目标设定。如果你的目标仅仅停留在“我今天要背单词”这么粗糙、模糊的层次，那么无异于没有目标。一个清晰的目标必须遵循目标管理的 SMART 原则，即具有明确性、衡量性、可接受性、实际性和时限性等特征。这样一来，要背哪类单词、大概背多少个、在多长时间内完成、是否符合自己的能力和实际情况等问题都通过目标的设定得到了说明。这就类似于网络游戏中玩家须知的闯关要求，为当事人的行动指明了方向，并有了衡量行动效果的确切标准，因此动力大增。在目标清晰的基础上，每完成一个目标，都如同网络游戏中又闯过了一关，带给人莫大的兴奋和鼓舞，这不失为一种及时的回馈！另外，借助一些自我激励的办法，比如，阶段性学习任务完成后的放松活动或是适当的物质奖励等，都是对目标实现后的及时回馈，可以极大地促使你在学习时进入到如网络游戏般着迷的状态。

本章小结

本章就如何通过流畅感的建立来提高学习效率进行了探讨。

首先分析了人们不愿意主动学习的原因，这与阻碍流畅感产生的各种负面情绪有关，这些被称作“精神能趋疲”的干扰因素使人们的学习意愿遭到破坏，因此需要找到一些有利于流畅感生成的正面能量来增强人们学习的意愿。接下来，笔者从拓展舒适区的角度谈到了人们对学习的恐惧情绪来自于害怕改变，然而改变却是成长的途径。厘清这一问题正是要帮助读者消除对学习的恐惧(一种影响学习动机的“精神能趋疲”)。普通学子对学习历程的感悟以及两个“活到老，学到老”的故事，是想告诉读者如何运用意图、动机和目标这三种重要的“精神反能趋疲”来提升学习的兴趣，强化学习的意愿。

“专注”这一“精神反能趋疲”被提出来并进行详细的剖析，是因为它对学习潜能的激发、学习效能的提高都有着非常重要的作用。善用“专注”，能够有效地汇聚个体全部的精神能量，投入到当前的学习、工作中。

最后，笔者通过阐释流畅感的状态特征告知读者学习过程本身并非快乐的，是学习目标的实现让当事人体味到了深沉而持久的快乐。在此基础上又探讨了获得学习流畅感的其他要素以及达成这些要素的方法，以此实现高效学习。

第4章　流畅感与投入工作

生活最沉重的负担不是工作，而是无聊。

——罗曼·罗兰

工作是每个人生命中不得不提及的话题，古往今来，对工作的价值和意义有过各种各样的评说，也曾有过对工作的质疑和偏见。然而，我们可以肯定的是，工作不仅为人们提供了必要的生活供给，还是最能激发流畅感产生的情境之一。

在本章的第一部分，我们将要一步步澄清工作的意义，帮助你理解为什么人们需要工作来完满自己的人生。在本章的第二部分，我们将主要探讨工作价值感的来源以及如何让人们感到自己的工作更具价值。人们对工作价值的认可是激发工作动力的重要条件。在本章的第三部分，我们将围绕工作压力缓解、工作绩效提升这两个工作领域的重要话题进行讨论，旨在帮助人们通过实现工作内容与生活内容的融合、维持工作与家庭的平衡等四种方式来实现以上目标。

4.1　人为什么需要工作

物质之外的快乐

人天生具有趋乐避苦的特性，需求的满足能够带来快乐，快乐的程度又与需求的层次有关。人们之所以习惯将快乐与金钱、物质联系起来，是因为这些因素与人的基本需要关系紧密，能够最直接地满足马斯洛需求层次理论（Maslow's hierarchy of needs）中生理需求、安全需求这两个位于最底层的需求。当我们着眼于更高层次的需要时，物质条件所能提供的保障就不那么有效了。一项调查显示，美国《福布斯》（Forbes）排名前100位的亿万富翁只比一般收入的美国民众快乐一点点而已。另外，尽管居住在富裕国家里的人比居住在贫穷国家里的人更快乐，但只要穷国的GNP（国民生产总值）上升到一个适度的水平，这种差异就会消失。这至少说明，快乐是一种主观感受，当物质条件达到一定程度后，快乐程度的提高就不再来源于物质条件的增长了。

《中国富二代调查报告》一书围绕近600名年龄在18岁至35岁之间"富二代"的生活展开了叙述。在此，我们关心的是这些物质基础已经非常丰厚的年轻人是如何经营自己的生活，增加他们的快乐感和满足感的。调查发现，飙车、炫富、赌博……这些常与"富二代"联系起来的词汇并不能作为这类群体的生活写照。这类人因为特殊的家庭背景，有更多的机会去体验普通人望尘莫及的奢华快乐，这是父辈人赋予他们的选择的权利，但也可能是灾难的源头。还有更多的"富二代"选择跳出物欲满足的陷阱，通过勤奋的工作创造属于自己的财富和深层次的快乐。

同样引人关注的是"全职太太"与"职业女性"两种生活模式的选择。受过良好教育的白领女性是选择规避职场的风云变幻，全身心扮演好家庭主妇的角色，还是继续叱咤职场并兼具相夫教子的重责？传统的社会角色分工中，男性被无可争议地定位为家庭供给的提供者，这意味着男性不得不通过工作维持家庭的运作。女性的角色认同则体现在创造适宜子女成长、让家庭成员感到舒适的身心环境上，因此，即便是在倡导男女平等的今天，女性选择以工作或家庭为重心都被看作是合理的，尤其当家庭物质条件足够丰裕的情况下，女性选择回归家庭似乎更是无可厚非。然而，从"职业女性"转为"全职太太"的选择却始终谓为两难。褪去职业外衣的恐惧并非来自物质方面，失去工作带来的价值感、成就感才是女性作出选择时的最大顾虑。想想每天只能往返于学校、菜市场和家的三点一线，谈论的话题只有老公、孩子和商品打折信息的时候，她们就会从心底里产生一种疏离社会的失落感。这与前面章节关于日常活动体验品质的调查相互印证，人们在从事烹调、采购、照料子女等家务的时候，心情虽然不好不坏，却鲜有流畅体验，这是她们不愿舍弃工作的重要原因。

这让我联想到一个曾经读过的小故事：有一位医生，他在当了十年的执业医生后，攒了一笔钱，于45岁宣布退休，全家移民美国，每天从事他最喜爱的两样休闲活动，打高尔夫球与钓鱼。出乎意料的是，一年后他又回到原来的地方，继续做执业医生。朋友们感到很奇怪，问其原因。这位医生诚实地说："打高尔夫球与钓鱼连续一个月就烦了，没有工作形同坐牢，后来我在美国跟许多移民一样，成了'三等人'。"朋友们都好奇地问："何谓'三等人'呢？"医生苦笑道："首先是等吃饭，吃完饭之后是等打牌，打完牌之后就是等死了。这样等了一年，实在让人受不了，只好回来再开业了。"看来，工作真的不仅仅是为了赚钱，以提高物质生活条件，人们希望借由工作获得的更多来自于物质之外的快乐。

不完美的快乐更迷人

美国哲学家罗伯特·诺齐克(Robert Nozic)曾提出这样的问题:你是否会接受获得永恒的快乐,但前提是放弃实际的工作、人际关系,甚至是痛苦?你是否会牺牲生活中的起伏,放弃工作、朋友和家人,来保障完美无瑕的快乐?

为了寻求问题的答案,他提出了一种"体验机器"的构想,这种机器可以将人的大脑连接到电脑,让你的头脑中只出现获得表彰、参加孩子的汇报演出、与你的妻子或丈夫约会等美好的场景,由此令你感觉到永恒的喜悦。但当你的大脑连接到电脑后,你将不可能工作,不再拥有人际关系,也不能体验生活的波折,例如,即便你因违规停车遭到罚款,也会感到"完全快乐"。

致力于研究快乐的心理学家埃德·迪纳(Ed Diener)对上千个人进行了此项调查,其中95%的人选择工作、社会联系和痛苦,而不是生理上的愉悦。这个结果支持了诺齐克的基本主张,即通常人们希望得到快乐,但需采取正确的方式。大多数人希望在生活中拥有清晰的价值观,愿意在获得满足的同时接受一些焦虑和失望,甚至是一点使成功更有价值的困难和努力。

积极心理学的创始人塞利格曼(Seligman)指出了愉悦快乐和以生活意义为基础的快乐之间的区别。例如,玩电脑游戏、吃冰激凌、K歌等都可能是愉悦的行为,但这些通常与深层次的生活满意度无关。快乐是一种平衡的情感,毫无意义的过度愉悦可能是破坏性的,而没有目标的快乐会使大多数人感到空虚。

以上的论断回应了人们对工作爱恨交织却又难以割舍的情感。大多数成年人在描述自己的工作时常常带有一些负面的评价,如压力大、人际关系复杂、收益与付出不成正比、身心疲惫等,充满着"职业倦怠"的色彩,可若让他们放弃工作,却又是不可能的。这种对工作的固有观念不仅体现在成年人身上,青少年也会参照这一社会模式,对正在从事的"学习"与"运动"两种活动作出界定,他们无一例外地认为,"学习"这一令他们产生矛盾情绪的活动更像是工作,而"运动"则是娱乐。然而,他们并没有因为学习带给他们"不完美的快乐"而否定学习的价值和意义。相反,只要被青少年界定为"工作"的事情,他们通常会认为此事关系自己的未来,需要十足的专注力,并且可激发高度的自尊心。尽管在从事这些类似于"工作"的事情时他们并不比平时更快乐或更具强烈的动机,可也正是这类事情,带给了他们不完美却更有意义的快乐。

井然有序的心智运作令人感觉良好

如前所述，"全职太太"是无数"职业女性"在工作重压下奢望的生活状态，但真要作出选择时往往犹豫不决了。她们喜欢的是"全职太太"能够享有不被工作束缚、自由支配时间的权利，确切地说，放下工作，拥有一段悠长的假期自是不错的选择，可是如果每天都处于这种绝对自由、无休止放松的状态，又将作何感受呢？暂且不论家务的困扰，你大可只去畅想那种阔太太般的生活：每天睡到自然醒，在洁净美丽的花园里伴着咖啡和甜点阅读几页闲书，去健身房、美容院打发半日时光，与同样赋闲在家的女友逛街购物……当这些看似美妙的日子周而复始地上演，你会发现时间变得异常散漫，头脑中多了好些莫名其妙的念头，生活中的快乐体验也越来越弱。这一事实再次印证了生活的质量不仅仅取决于唾手可得的快乐，也包括我们为了追求快乐而做的事。如果一个人的生活缺少目标，不能充分运用心智挖掘自己的潜能，他所获得的快乐就只是极为浅层的，这种感受对生活质量的提升毫无助益。

人们渴望自由，认为自动自发地做一些事时会更有热情和效率，因此不愿受制于工作的安排，将其视作扼杀行为动机的罪魁祸首。是的，自动自发固然体现了良好的行为动机，但在缺少责任性的指引下，人们很容易发生注意力的转移，无法坚持执行既定目标，这种心理现象被称作"视野狭隘"。例如，一位生物学家在研究的过程中对蝗虫的脚产生了兴趣，于是开始仔细观察、研究蝗虫的脚，这本来只是属于解开生物学上某个问题的一环，结果却在不知不觉中忘了刚开始想要研究的问题。结合日常的生活经验，闲暇时光虽然能让我们放松，但是这种完全自由自主的状态也对我们的自我驾驭能力提出了更高的要求：我们满怀欣喜地迎接周末的到来，谋划着与家人一同外出踏春，然后找一家有特色的餐馆美美地吃上一顿，再顺便从超市里采购回一周的生活物品。然而，事实并非如此，当酣意正浓的清晨没有了闹钟的惊扰，一家人早将计划抛之脑后，一觉睡到自然醒。一切收拾停当后，发现时间已接近中午，于是决定安抚好"咕咕"作响的胃肠再出门。饭好了，坐在电视机前边看边吃，不知不觉又被一档精彩的电视剧吸引，欲罢不能……当从精彩的剧集中"醒"来，夕阳已欲西下，再没有时间完成既定的计划，只能心生惋惜，感叹虚度了周末。这样的情况绝非偶然，因为人们只会按部就班地完成那些"被要求"或是"必须做"的事情，即便这些事情并非自愿，完成之后却也比漫无目的的行为让人感到满足。人们口口声声抱怨工作的压力，可在相较严谨的工作状态下人们的心情却不见得最糟。有研究表明，适度的压力能够提高工作的效率。人们在集中心力、设定事情的轻重缓急之后，意识变得井然有序，心智运作更为高效。随着目标任务的推进，情绪也会渐趋愉悦，甚至涌现出流畅感。

4.2　工作价值从何而来

福布斯十大快乐工作排行引发的思考

2011 年 9 月，美国《福布斯》杂志公布了由美国芝加哥大学国家研究组织进行的综合社会调查(genaral social survey)，调查显示了十大最快乐工作的排行。结果如下：

排　名	职　业	排　名	职　业
1	牧师	6	教师
2	消防员	7	艺术家
3	理疗师	8	心理学家
4	作家	9	金融服务销售代理
5	特教教师	10	操作工程师

从调查所显示的这些“快乐职业”中，我们很难总结出它们在经济收入、工作环境、工作性质等外在因素方面存在的共性，似乎觉得这样的结果毫无规律可循。然而，揭开某些表象的东西，剖析每种职业的内在意义，却会有新的发现。

高居榜首的牧师职业对中国人来说还很陌生，查阅资料，笔者总结了牧师这个职业的一些基本特征：具有上帝赋予的神圣而特殊的使命；必须在众人面前充当榜样的角色；热爱自己的工作就是忠于自己的信仰；将祷告和传道视为重要的职责；坚持每天学习圣经和阅读作为心灵的供给，不受任何干扰；带领他人，帮助他人更好地发展；保持好工作和家庭的平衡等。从这些特征不难发现，牧师这个职业不仅需要“独善其身”，更要“兼济天下”，强调了自我成长和无私助人的重要性，体现了高度的价值感和使命感，其中的多数特征与排名第六的教师职业有相似之处。排名第二的消防员职业看来非常普通，但因其频繁现身于“救火”类的危机事件，同样体现了良好的助人性和意义感。接下来的理疗师也是助人型工作的代表，作家和艺术家则注重个人内心世界的挖掘，通过创造力的展现不断赋予工作新的意义。排名第八的心理学家在体现助人性的同时，也很好地实现了自我内心世界的觉察，促进了自我的改变与成长。排名第九的金融服务销售代理的快乐感主要体现在这一职业的高回报上，是及时、有效的反馈增强了工作的意义感。排名第十的操作工程师经常要“玩些巨大的玩具”，如推土机、起重机、空气压缩机等，并且可挑选的工作富于变化，这让他们感到了工作的乐趣和价值。

由以上分析可见，十大快乐职业不论是通过帮助他人这一对外的行为，还是自我成长这一对内的行为，都很好地体现了工作的意义感。这种意义感可以是工作本身的特性带来的，也可以是工作者自主赋予的，但正是这一感觉，成了人们快乐工作的力量源泉。

意义感让人沉浸其中

关于意义感的重要性，我首先联想到的是时下流行的QQ空间和博客，虽然通过写作表达心声的习惯古已有之，可借助网络平台写作的形式却开启了更多人自我表达的意愿。原因很简单，这一形式的出现不仅满足了人们表达的需要，还满足了人们获得关注和回馈的需要，比只局限于自我的写作显然具有更多的意义感。我身边就有很多朋友(包括自己)是QQ空间和博客狂热的构建者，在这片属于自己的园地里以文会友、以图示友，还能收到或多或少的来访和评论，真是让人乐此不疲！

动物心理学家格伦·詹森(Glen Jensen)早在20世纪60年代就进行过一个名为“寻找美食”的动物实验，它给小白鼠提供了运用撬杆获取食物和从喂食器直接获取食物两种选择，结果出乎意料，小白鼠一旦开始按撬杆，就不会轻易回到喂食器旁边，尽管里面装满了现成的食物。詹森还通过随后的许多实验证实了很多其他动物也更愿意通过长时间、非直接的途径获取食物，而不是短时间、直接的方式，因为这种方式使它们既能得到好吃的东西，又打发了时间、学到了本领，比单纯地、被动地获取食物有意思多了。这种现象被詹森命名为“反寄生”，揭示了劳动过程比结果更令人喜悦的道理，也说明了“意义”的激励作用不可小视。

为了研究意义感与工作积极性的关系，著名行为经济学家、美国杜克大学教授丹·艾瑞里(Dan Ereli)与芝加哥大学教授埃米尔·卡梅尼查(Amir Kameni Char)、麻省理工学院教授卓瑞森·普雷勒克(Dro Risen Poulet Leke)进行了一项“有偿装配乐高玩具(一种积木游戏)”的实验。前来参加实验的被试都是动手装备东西的爱好者，他们的童年自然与乐高玩具相伴始终。实验中，被试被随机分配到“有意义组”和“西西弗斯(徒劳无功)组”。实验对“有意义组”被试的要求是：按照助理研究员肖恩提供的乐高生化勇士的模型，装配与之完全相同的玩具——小机器人战士，这个玩具由40个部件组成，必须严格按照规定组装。随后，肖恩向该组被试讲解了支付薪酬的规则:“基本规定是你的计件工资额随着装配数量递减。你装配的第一个机器人,工资是 2 美元。第一个装完了,我会问你是否愿意装下一个,第二个要减少 11 美分,你能拿到 1.89 美元。如果你同意,我就让你装第二个。以此类推,你每多装一个,工资就会减少 11 美分,一直到你不想干了为止。这时,我会计算你一共装了多少个机器人,并按上面说的规定,付给你应得的工资。时间上没有限制,你可以一直干到认为不合算为止。另外,需要预先说明的是,这些玩具部件供所有参与者使用,因此,在你工作的过程中,我可能把你装好的机器人拆掉,放回零件盒,准备给下一个参与者使用。”这组被试在听完了肖恩的讲解后,立即开始了行动,好像在担负一项使命,一个接一个地不停装配乐高战士,肖恩则把这些小机器人一个个地放进桌子下的盒子里,准备拆掉给下一个参与者使用。乔是这组被试的一个代表,他在装完了 10 个小机器人以后,对肖恩说他已经完成任务,领到了应得的 15.05 美元。在他离开之前,肖恩请他回答了几个问题:他对乐高玩具总的评价怎样?是否喜欢刚才的装配工作?乔回答说,他是个乐高玩具的爱好者,也非常喜欢刚才的工作,他还准备把这项工作推荐给朋友们。

在“西西弗斯(徒劳无功)组”,肖恩给被试讲解了相同的实验要求和酬劳计算方式,这组被试在一开始的表现也与“有意义组”被试相同,很快就积极投入到装配工作中。可是,就在他们把第二个乐高勇士的部件分类摆放,准备组装时,却见肖恩把刚装好的机器人一块一块慢慢拆开,把部件放进原来的盒子里。乍得作为这组被试之一,问道:“你为什么要拆掉它?”他感到迷惑不解,还有点儿沮丧。“这是我们已经讲过的工作程序,”肖恩解释说,“我们需要把它拆开,如果你想装下一个乐高勇士,就会用得到。”乍得只好把注意力转向他手中正在组装的机器人,不过他组装的积极性明显降低了。第二个装完以后,他犹豫了一下还要不要组装第三个。过了几秒钟,他说再装一个。肖恩把原来那个盒子(里面是乍得装好了又被肖恩拆掉的部件)递给他,乍得开始组装。这一次,他干得好像快了一些,但他不再用刚才的方式,或者他觉得没有必要再那么有条不紊地组装。同时,肖恩慢慢地拆掉乍得刚装好的第二个乐高勇士,并把部件放进第二个盒子。乍得装好了第三个机器人,看了一下,交给肖恩。“现在你挣到了 5.67 美元,”肖恩说,“你还要不要装下一个?”乍得拿出手机看了看时间,又考虑了一下,同意再装一个。肖恩把第二个乐高勇士的部件盒再一次递给他,乍得开始装配(这一组参与者都是反复装配两个机器人,一直到他们表示不干了)。乍得勉强把每个乐高勇士装了两次，一共组装了 4 个，共拿到了 7.34 美元。把钱交给乍得以后，肖恩提出了和其他所有参与者相同的问题，问他是否喜欢乐高玩具和这个实验。乍得表示喜欢乐高玩具，但不怎么喜欢这个实验，然后马上离开了房间。

实验结果显示："有意义组"的被试平均每人装配了 10.6 个乐高勇士，作为耗费时间的补偿，每人平均拿到 14.40 美元的回报。尽管随着数量的增加，他们装配每个机器人的报酬降到原来的一半以下，他们中 65%的人还是选择继续干。与此相对，"西西弗斯（徒劳无功）组"的被试很快就停工了。平均下来，这一组每人装配了 7.2 个机器人（相当于另外一组的 68%），每人拿到了 11.52 美元，并且被试中只有 20%的人装到了该组平均数的 1/2 以上。除了装配数量在两组存在差别之外，两组里喜爱游戏程度与持续工作时间的关系也不相同：在"有意义组"，二者的相关程度很高，而在"西西弗斯（徒劳无功）组"，相关程度几乎等于零。这一分析告诉我们：在参与者对要执行的任务有兴趣的前提下，如果你把他们放在有意义的工作条件下，他们从这个活动中得到的快乐将会成为影响他们努力程度的主要动力。相反，如果你把有同样热情和欲望的人放到无意义的工作条件下，就非常容易扼杀这项活动在他们心中引发的快乐。

推及职业领域，一个人对工作的投入程度，一方面与其是否喜欢这项工作有关，另一方面则取决于这项工作在他（她）心目中的意义如何，意义越大就会让人愈加沉浸于工作之中，不断提升工作绩效，进一步加深其对工作意义的认同。从这一角度，我们可以认为"职业倦怠"产生的重要原因正是这种工作意义感的逐渐缺失，这种无意义感会让原本对工作充满兴趣和热情的人陷入到迷茫、无助与低效中。究其原因，不是对所做的事情不喜欢了，而是觉得行为的价值降低了。此时，不管通过哪种方式帮助当事人找到工作的意义感，都会帮助其走出这一低迷的状态，提炼出工作的价值所在。

用心为工作赋予意义

有这样一个故事，说的是一个电冰箱销售员正在为自己所从事的职业苦恼。他很喜欢这份工作，但同时又觉得电冰箱销售员地位低、没面子。最大的困扰是，正值婚恋年纪的他很想结识一些女性朋友，从中挑选出自己的终身伴侣。但不论何种社交场合，当女士们看到他名片上写着"电冰箱销售员"时，都会对他兴趣大减。于是，他就去向职业规划师咨询，想知道自己是不是需要换一份工作。专家指点他，既然喜欢这份工作，而且也能发挥自己的专长，那就试着为这份工作赋予新的意义和价值。比如，把名片改为"制冷系统技术顾问"，工作的内容也试着从简单的冰箱销售扩大到超市的制冷系统设计、大厦的空调系统设计等。

果然，当有女士听说他是“制冷系统技术顾问”时，都睁大了好奇的眼睛说：“我从来没听说过这个职业，你们都做些什么呢？那一定很有趣。”于是，他们饶有兴致地攀谈起来。从此，这个仍然从事着冰箱销售行业的年轻人也对自己的职业有了新的理解和认同。

也许你会认为，这则故事反映的只是社会地位相对较低的职业可能遇到的困惑。而事实上，类似的工作意义缺失存在于各行各业。每个人都生活在社会比较中，每个人各个阶段的需求也都不尽相同，仅仅对工作有兴趣并不能决定一个人对职业的忠诚度。正如前文所述，如果一个原本对工作有兴趣的人感觉不到工作的意义，这种兴趣将很快被扼杀，因此，赋予工作的意义是一个动态的、持续的过程，也是对抗职业倦怠、获得流畅感的不二选择。

对于大学教师这一看似光鲜的职业，笔者也时常面临工作意义的拷问。记得刚刚从事这份工作的几年里，我会经常与身边的同学、朋友对比，每当看到学历或其他条件不如自己的同龄人仅仅因为行业的不同而获得较自己丰厚很多的经济回报时，即便对自己的工作不乏兴趣且常有些荣耀感，也会心生波澜：大学教师高的职业准入条件为何与工作报酬不成正比？在单纯的校园里享受这份工作的安稳是否错失了经历人生大挑战的机会？……于是，充满困惑的心更加躁动起来。慢慢地，随着对大学教师职业全貌和未来发展路线的逐渐了解，我开始学会不断给自己的工作赋予意义。虽然这一行业的经济报酬并不算高，但舒适、宜人的工作环境和宽松、愉悦的工作氛围为身心都提供了极好的保障，尤其是两个令人艳羡的假期，更是规律性地提供了休闲放松、增长见识、自我提升的机会。大学教师注重个人成长、终身发展的工作性质，使自己不用像其他职业那样疲于应对工作本身，陷于琐碎的事物当中，有幸拥有了更多思考、自省的时间，对人生和生命自然多了一些感悟和提炼……

一次，与一位在研究所工作的朋友闲聊，他也谈起了有关工作意义的问题：他承认自己喜欢目前从事的研究，但科研、技术工作要有所进展是一个长期的过程，而单位领导并没有意识到这一点，在管理方法、激励机制上比较“短视”，缺乏战略眼光，使得工作状态常常是一派“假忙”，效率不高。另外，所有的领导岗位都已“各有其主”，这让自己不论从技术路线方面还是管理路线方面都看不到希望，感觉不到工作的价值。听到此，我开始试图帮他寻找起工作的意义来。首先，目前让他感觉不佳的工作局面其他人也身处其中，且不是个人力量能够完全改变的，因此无须过多抱怨，这只会为自己增添更多的烦恼和负能量。其次，科研工作虽然成效缓慢，却是一个充满创造和发现的过程，这比那些从事“流水线”式重复劳动的人更能一览全局，获得成就感，一定要享受这份工作的“特权”和“荣耀”。其间，我跟他讲到自己去过一个美容院，那里的一位美容师将自己为顾客洗脸、按摩的程式化劳动提升为“美丽顾问”的工作，于是，她不再只是每天单纯地重复做着机械化的动作，而是将时间同时用在向顾客传授有关如何保养、如何提升个人形象、如何享受生活等方法上，从而获得了意想不到的成就感。显然，这些收获不是工作本身赋予她的，而是她从工作中用心挖掘出的附加值。最后，有句话是“穷则独善其身，富则兼济天下”，如果你对自己目前的境遇不满意（比如暂时没有晋升机会），为何不将此刻的沉寂视为“独善其身”的绝好机会，抓紧时间自我积累，做个在机会面前有准备的人？这些都不失为重建工作意义的方法啊！

总之，忠于自己的兴趣和价值观，以积极的方式解读所从事的工作，就总能有惊喜的发现，这些不断被挖掘的工作意义正是一种“精神反能趋疲”，激发着工作流畅感的涌现。

4.3　压力缓解与绩效提升

打破工作与生活的截然分界

《圣经》故事里有这样一段记载：居住在伊甸园里的亚当与夏娃在蛇的哄诱下偷吃了善恶果，由于他们破坏了上帝设立的伊甸园天条，勃然大怒的上帝决然下了三道处罚令：惩罚蛇终生用肚皮走路，一辈子吃土，还要忍受蜕皮的疼痛；以夏娃为代表的女人要忍受怀孕和生孩子的痛苦，有时甚至会危及女人的生命；以亚当为代表的男人要饱受劳役的辛苦，积年累月劳作于风霜雪雨中，这样才能换得吃饱穿暖的生活。

处罚令下来后，人间艰难而火热的生活就此展开：夏娃的肚子大起来了，她步履蹒跚，踉跄着整理家中的五畜，收拾着柴火，点燃了热气腾腾的篝火，汗水湿漉漉地挂在她的脸上。然而，劳作的夏娃却比在伊甸园里闭目塞听的夏娃幸福许多，她想象着孩子出生后嬉闹啼哭的乐趣，这样怀孕生子的痛苦又算得了什么呢？亚当耕种着肥沃的土地，汗水浸透了衣服，人像牲口一样累得气喘吁吁，烈日炙烤着庄稼作物，田苗长势喜人，又是一个丰收年。想一想家中贤惠的妻子和即将出生的孩子，望望冒着青烟的宅院，生活的劳作不也是一种追求和幸福？

弗洛伊德曾用“工作与爱”来诠释快乐的秘诀，也正回应了以上的描述。当辛劳的工作与充满爱的生活融为一体时，工作往往成为人生中颇具乐趣的一个部分，人们不仅不会为工作所累，反而会在其中觅得流畅感。

工作之所以会成为压力的代名词，是因为人们将工作与生活截然地分开，当二者的联系只体现在工作对生活的供给上，工作自然变得索然无味。古罗马时代的奴隶是最极端的例子，他们被视为奴隶主的附属品，长期从事着繁重的劳役，过着牛马不如的生活，工作对他们来说，最多只是在为生存提供一点最起码的保障，毫无意义可言。时至今日，工作给人们带来的困扰之一仍然是无法将工作与生活融合，做到乐享工作。随着每天工作 8 小时，每周工作 40 小时工作时间规定的出台，这种工作与生活的界限似乎变得更加明显，人们会接受这样的暗示：工作就是工作，在工作时无法享受生活的乐趣。于是出现了“周一综合征”：人们顶着巨大的压力，从周一到周五如“苦行僧”般忙于应付工作，只待周六、周日到来，才有闲暇关注个人与家庭，算是好好生活了一把。带来的结果是，周一全身乏力，没有丝毫工作热情，周五则心绪烦躁，没有任何心思工作，对工作的嫌恶、对休闲的偏好也就油然而生。在这一点上，农民和自由职业者是幸运的。他们不受工作时间的限制，也没有人要求他们做多做少、如何去做，因此具有天然的优势来寻求工作与生活的融合，在这种融合状态里，可以认为自己“每天都在工作”，也可以说是“从未工作过一天”，工作目标与生活目标的完美统一，使他们对工作变得如生活般兴味盎然。

当然，绝大多数人还是会被各种工作要求所束缚，不得不在工作时间内待在自己的工作场所，处于被动工作的状态。然而，你有没有想过要进行突围？在可操控的范围内，最大限度地实现工作与生活的融合？事实上，这也是促使众多诺贝尔奖得主和各行各业领军人物达到职业巅峰的理想状态。历史学家富兰克林向来十分认同“谢天谢地，今天是星期五”这句话，因为对他而言，星期五就表示可以不受干扰地连续工作两天。“快乐博士”埃德·迪纳（Ed Diener）潜心于各类有关快乐的研究，对于繁复的数据分析工作，他却将它们当成自己心情不佳、生活无聊时的最好调剂。为人所熟知的苹果 CEO 乔布斯（Steve Jobs）对生活和工作的态度是：“工作将成为你生活的重要组成部分，而对自己工作满意的唯一方式就是相信你正从事了不起的工作。”这些人并非不懂生活的工作狂，但他们的确都是热爱工作的人，这种热爱首先始于对工作意义的认同，在此基础上，他们又智慧地寻找到了工作与生活完美融合的方式，二者的不孤立、不对立，才可能使他们褒有不竭的工作动力与昂扬的生活热情。

设定优先顺序，灵活驾驭时间

近来，常常看到有人将“亚历山大”（压力山大）作为自己的QQ个性签名，以这种方式宣泄着来自工作与生活的压力。是的，活着就有压力。回顾我们的生命历程，每时每刻都会涌现出一个个或大或小的问题，有的人选择将这些问题正常化，坦然地面对、解决，也就从不为其所扰；有的人则养成了将问题夸大的习惯，在问题面前不知所措，无形中转变成了巨大的压力，焦虑也随之放大。事实上，人人都具有顺应外来压力的精神能量，只是不是每个人都知道如何有效地运用这种能量。因此，那些坦然面对压力的人都有一套适合自己的心智运作体系，只有当头脑清晰、思绪井然的时候，人们才能产生强大的“精神反能趋疲”，专注如一地解决当下的问题。

那么，如何让我们的大脑时常保持一种井然有序的状态呢？资深芳香治疗专家、心理咨询师金韵蓉将这种对大脑思绪的整理称作“脑内美容”：第一步是为疲倦的大脑减负——当你感觉自己被繁杂的工作压得喘不过气时，一定要果断地将自己从这种状态中隔离出来，给自己一些时间，用喜欢的方式将大脑来一次彻底的清洗。比如，在工作场所周围的僻静之地呼吸一下新鲜的空气；起身来到窗前，边喝咖啡边凝视窗外的街景；打开放松心灵的轻音乐，忙里偷闲地闭目小憩。第二步是供给大脑正能量——这时你要跳出“假忙”的陷阱，重拾一两件搁置已久的小事，静心感受这些小事带给你的意想不到的乐趣。比如，从邮箱中打开一封无暇回复的朋友来信，用文字展开心与心的交流；清洁、整理日渐杂乱的桌面，直到因其重回原貌而倍感舒心。第三步是为大脑美容——任何令你感到精神饱满、内心美好的事情都可以成为你此时的选择。比如，高声朗读或潜心低吟几首浪漫的小诗；浏览几本色彩清雅、画风温馨的绘本；聚精会神地欣赏一部唯美动人的励志影片……

在这种井然有序的心智状态下，你仍然需要设定好工作顺序、合理安排好时间，以避免“精神能趋疲”的侵袭。每时每刻，新的工作任务都可能突然出现，这导致我们发出“计划不如变化快”的感慨，因此，对思绪的整理应该是随时的、持续的，当思绪整理妥当后，压力也会减半。常见的方法是，先把一天要做的工作列出来，看看哪些工作必须由自己亲自、独立完成，哪些工作可以转介给他人或寻求合作共同完成，你会发现，经过梳理，你的工作列表变得精简、明晰了，压力也就又减轻了一些。然后，你就可以按照事情的轻重缓急排序了。首先挑出紧急又重要的工作先做，其次是紧急但不重要以及重要但不紧急的工作，对于既不重要又不紧急的工作，你大可以将其搁置一旁，集中力量完成排序靠前的各项工作。记住，不管这些工作是难是易，都不要抱着拖延的态度，比如，有的人忍不住在工作开始前花很多时间去浏览在线新闻或关注股票走势等，这些做法无异于在延长你的工作时间，而大脑却没有得到真正的休息。当你发现时间在不经意间浪费掉了，工作却还积压着没有干时，往往会非常沮丧，压力感顿时涌上心头，这种"精神能趋疲"的出现将打破你原有的计划和井然有序的心智状态。聪明的做法是，集中精力完成一项工作后，果断地离开电脑和办公桌，去做些让大脑得到充分放松的事情，这种真正的休息有助于你在工作时间聚精会神地坐在那里，有条不紊、高效率地工作。

前面我们讲到了工作与生活的融合，这不仅仅是一种对待工作的心态，也应该体现在具体的工作过程中。因此，在安排工作日程的时候，不要将思维局限于 8 小时内，认为 8 小时内所做的事情只能是工作，8 小时外才是生活。为了更好地实现工作和休息的配合，我们可以在工作时间内添加一些生活的元素，比如，在工作间歇或效率低下时选择自己喜欢的方式让大脑充分放松，即选择你原本只会在下班之后才去做的事情，而这与工作并不冲突，反而提高了工作的效率，也让你感受到了生活的意味。这样，即便你因为种种原因无法按时下班或者有些工作必须在 8 小时外完成，你也不会怨声载道、压力重重，因为工作内容与生活内容的灵活穿插给你带来了好心情。

切莫一味求简

经验取样法（ESM）调查中，当人们在工作状态下，产生流畅感的反应高达 54%，在休闲状态下的流畅感反应仅为 18%。也就是说，大约半数的人在工作时面临的是较高水平的挑战，并运用了相应水准的技能应对挑战，这为流畅感的产生创造了条件。休闲状态下，人们的反应更容易表现得无动于衷，原因是此状态下的挑战难度与技巧运用都处于较低的水平，难以激发流畅感的产生。毋庸置疑，无论是在工作状态下，还是在休闲状态下，流畅感的出现都比不出现时让人反应积极，当事人会体验到快乐、振奋、创造性、满足等更多正面的能量。然而，这一结果并非表明人们工作的动机大于休闲的动机。恰恰相反，工作虽然像是闯关游戏，能带给人们更多的正面能量，人们却宁可少工作、多休闲。是的，这看上去有些矛盾，但当你想想传统文化对工作的偏见，就能理解了：大多数人都固执地认为，工作是任务、是限制，应该尽量逃避。另外，一般人往往不愿接受高难度的挑战，他们情愿闲散下来，窝在沙发里、端坐于电视机前……而不管到底有没有乐趣。当你有了这样的思维预设，也就不免走入行为的误区：你会绞尽脑汁地寻找应付工作的办法，试图尽量精简工作的步骤，减少工作量。这样做的结果是，你确实有了更多机会在工作时间内“神游”或者娱乐，可工作本应具有的挑战和意义感却越来越少，在你以为寻得了片刻安逸的同时，殊不知令你对工作愈加倦怠的“精神能趋疲”也正悄悄来袭，将你吞没在逃避工作的恶性循环中。

显然，以上描述的工作状态亟待改善。如果人们能将等量的注意力花在深究工作的细节、提高工作的质量上，那将享受到更多的工作乐趣、成功体验。这意味着人们不再想着如何“钻空子、走捷径”，工作步骤能省则省，而是仔细注意工作的每一步，思考这些步骤是否必须，如果必须，如何深入探究，以便做得更好。这些看似加大工作量的做法，实际上就是在关注工作的细节，从而获得工作的“精进”，提升工作的绩效。华为总裁任正非在有关工作质量的报告中特别提出了细节的重要性，他列举了迪士尼培养清洁工的例子：在培训的半年时间里，不仅让清洁工们掌握了基本的打扫工作，还要培养他们很多和工作本身看似没有关系的能力，比如，熟知所有景点的方位和内容，学会使用各种摄影器材，学会简单的机械维修，甚至要学会怀抱婴儿的姿势。这样，才能让这些清洁工在有游客问路、需要帮忙留影、婴儿车和轮椅出现故障、母亲上洗手间需要帮忙照料婴儿等情况出现时变得游刃有余。如果问这些训练有素的清洁工在实际工作中感受如何，我相信他们一定不会抱怨这些技能的获得以及更为细致的服务要求加重了他们的工作负担。在这些颇具创意且人性化的举动中，他们实现了将简单、呆板的工作做得有声有色、富于变化，使个人目标与企业目标浑然一体。看起来事情变多了，工作带来的流畅感却显现了出来。

维持工作与家庭的平衡

在这一章中，我们一直在谈论工作的重要性以及如何投身工作、乐享工作等，然而，笔者更想说明的一点是：完满的人生应该彰显工作与家庭的平衡，一个人工作上再有成就，挣再多的钱，如果没有一个充盈着爱与被爱之感的家庭，工作也就失去了原本的意义。

记得多年前的一个同事，拥有一个幸福的三口之家：爱她、支持她的先生和天真可爱的儿子。这是一个再寻常不过的家庭，不同的是，同事是一个非常出色的“平衡大师”，在事业上突飞猛进的同时，也把小家经营得温润如春。周一至周五，3岁的儿子都在寄宿制的幼儿园里上学；先生是“运动达人”，工作之余，每天会花大量的时间在游泳、健身上；同事则是非常热爱工作并注重自我成长的知识女性，时间管理和自我监控的能力在她的身上尤为凸显：工作时间里，她会专注地按照既定计划一步步实现工作目标；闲暇或是晚间，她会抽出时间学习、提高、锻炼身体。在她的观念里，每一个家庭成员都既要有独立的生活空间用以发展自我，又绝不能忽略共享天伦的家庭时光。每到周五，同事会雷打不动地和先生一起去幼儿园接儿子，一家人其乐融融地共进晚餐、分享快乐。周末两天，他们更会将生活安排得非常丰富、有趣，家庭成员间的亲昵互动让爱的温度不断攀升……新的一周开始，我常能听到同事幸福洋溢地讲起她与先生、儿子间的趣事，透过她的描述，我看到了一个严谨工作之外甜蜜、柔软的居家女人。原来，人生真的不是单行线，当工作与家庭平行向前的时候，人生就是富足的！

我们可以看到，许多成功人士并非“工作狂人”，而是擅用“平衡术”的人，他们在享受事业巅峰境界的骄人成就时，更关注的是精心养育的可爱儿女、和睦恩爱的夫妻关系、令人眷恋的家庭港湾……诚然，攀登事业高峰靠的不是不顾其他的成功执念，而是兼顾平衡的生活目标。人生的路上，再强大的人都不可能孤单前行，都需要一个属于自己的社会支持系统，家庭则是这个系统中最为重要的一环。阳光媒体集团主席、名女人杨澜将职场女人比作一棵树，家庭支持系统就像是树的根系，这棵树只有根系发达，才能繁荣茂盛。一天，儿子在餐桌上宣布他的发现：“爸爸妈妈是最粗壮的根，外公是最坚硬的根，外婆是最细密的根，还有我和妹妹，现在还太嫩，不过可以输送快乐！”这是多么生动而温暖的描述，一语道破家庭支持系统对一个人事业发展的重要作用。在工作中，我们固然更能体会到成就感和价值感，但每个人都有卸下铠甲抑或跌倒受挫的时候，我们不禁要问：“工作带来的财富、荣耀是为了什么？工作造成的打击、挫败如何化解？”你会发现，问题的答案都将回归到家庭上。当你有家人共同分享工作创造的价值，才会再次蓄意待发，迎接事业上的新挑战；当你带着疲惫和沮丧回到暖意融融的家中，脆弱的内心将在家人的细语温言中渐渐强大起来，重又踏上新的征途。家庭给予的种种温暖能说不是一种强大的“精神反能趋疲”，支持着我们在工作中获得流畅感？

本章小结

西方古文明中的希腊、罗马哲学家表达了一般大众对工作的看法：人应竭尽所能避免工作，无所事事才是崇高美德。亚里士多德说过：只有不必工作的人才会快乐。罗马哲学家也认为:靠薪资过活是卑贱的,不值得自由人去做……手工艺很卑贱,商业销售也是如此。这些言论的产生与当时的时代背景不无关系,但也折射出传统观念对工作持有的偏见——人们将工作看作辛苦的劳作,注重工作带来的物质成果,却忽略了工作过程的快乐和意义。

因此,本章第一部分通过有代表性的社会角色对工作的态度证明了工作的意义远非获得物质,同时,人们对"不完美的快乐"以及井然有序的心智运作状态的偏好也都说明了人们对工作的需要。第二部分的重点是对工作价值感来源的阐述,笔者总结了"十大快乐工作排行榜"中各类工作的特点,肯定了这些工作的意义感是人们快乐工作的力量源泉。接着又通过介绍相关的实验研究,进一步论证了工作的意义感让人们愿意投身工作。最后,结合实例阐述了自己如何赋予工作意义和价值。第三部分重在介绍一些有益于缓解工作压力、提升工作绩效的方法,这些方法虽然无法做到穷尽所有,但笔者认为对于引导读者换种方式应对工作,从工作中获得流畅感确有助益。

第5章　流畅感与主动休闲

有时间充实自己的精神生活，这才是真正的休闲。

——梭　罗

展开本章的话题之前，先让我们来看一看生活在中国休闲之都——四川成都的人们闲散的生活模式以及对休闲的态度：阳光明媚的日子，人们抛开手头的工作，来到户外尽情享受日光的滋养，或是在茶馆里搓麻将、打扑克。到了周末，一家人驱车前往郊外或是附近的度假胜地，爬山、游玩、遍尝美食……成都人的休闲观念似乎已深入到骨髓，无论经济发展的步伐再快，这里始终保持着悠闲的城市节奏。人们秉承着“不将工作带回家”的理念，更不习惯于加班（即使是带薪的）。在一项有关中国十大城市居民收入的调查中，成都排行末位，却在幸福感的排行上仅次于杭州，遥遥领先于其他城市，用事实证明了金钱与幸福感无关。随着社会的发展与变迁，休闲在人们生活中的作用不可小视，可人们对闲暇的态度却又常常是矛盾的，因此，本章的第一部分我们将共同分析人们企盼闲暇却又没能善用闲暇的原因。本章的第二部分我们将重点讲解休闲中的主动休闲方式给人们带来的诸多益处。本章的第三部分我们将讲到如何实现主动休闲以及如何有效利用你的闲暇时光来获得流畅感与自我成长。

5.1　闲暇的美妙与困顿

假期再多不嫌多

人生的每个阶段，对假期都有一种特别的期盼。小的时候，临近周末或是大假，心绪早早地就飘到了窗外，只等下课铃声一响，就雀跃着冲出教室。大学的时候，假期还意味着回家的诱惑，想象着即将见到阔别已久的故乡和亲朋，就有种抑制不住的激动。工作之后，每到周五，人们的心情就不自觉地变得欢愉起来，眉宇间多了几分轻松，言谈也自在了许多。若是赶上大假前夕，办公室里更隐隐地笼罩着一种蠢蠢欲动的氛围，此时，无数颗悸动的心早已提前进入"假期模式"。是的，假期是工作者最在乎的福利之一，休假制度往往影响着人们对工作和公司的满意度。

据统计，法国是全世界一年节假日最多的国家，一个法国人一年至少有186天的假期，包括双休日、各种传统节日、宗教节日等，休假时间占到了全年的一半。看到这里，你是不是充满了羡慕嫉妒恨呢？其实，我国的公共假期已有115天，达到了中等发达国家水平，只不过对于假期，人们通常持有越多越好的态度，因此，人们总是对自己在办公室里忙碌工作的日子"耿耿于怀"，很容易忽略自己享有的休假时光。

ESM调查显示，当受测者在工作中接到讯号时，流畅感反应高达54%，这意味着约有一半的人在工作时感到面临的挑战和运用的技能都处于中等以上水平，这让他们很大可能地进入到流畅状态之中。然而，当人们在从事看电视、与朋友聚餐、泡茶馆等休闲活动时，只有18%的反应可称作流畅感，这是因为低于中等水平的挑战和技能运用是休闲活动的主要特征，人们的投入程度往往不高，在这种情况下，很多人会觉得被动、不满足或是无动于衷。通过对各行业、各阶层人士的调查，工作时产生流畅感的比例都远远高于休闲活动时产生的流畅感，并且流畅感不论在工作中还是休闲中出现，人们都比没有流畅感出现时反应更为快乐而积极。然而，矛盾的是，当问到受测者"你现在是否宁可做别的事"时，不论是否处于流畅状态，受测者在工作时宁可做别的事的程度远比休闲时高。换言之，工作时即使获得了流畅感，动机仍然偏低，休闲时即使体验品质不佳，动机仍然很高。

正如前文所述，这与人们对工作的固有观念有关——习惯将工作与压力联系在一起，休假则意味着放松。在生活节奏不断加快的今天，"休假文化"也变得越来越浓郁，人们一致的观点是：每个人都需要时间给自己"充电"。奥地利维也纳大学的一组研究人员近日指出：定期度假对于健康确有好处，因为人们能够在假期中得到充分的休息和解压。由心理学家吉哈德·布拉斯奇领导的这一研究小组，是在对一家铝制器件生产厂的53名员工进行测试和调查之后得出上述结论的。研究人员发现，这些工人在经过两周的休假之后，身体素质在后来的五个星期之内都一直保持不错的状态，而且，假期还改善了员工的睡眠质量，心情也因此变得更畅快。美国匹兹堡大学和纽约州立大学的两位心理学专家在对12000名患有冠心病的男子九年来的健康数据进行研究后，也得出了近似的结论：休假不仅给人带来愉悦，更重要的是有益健康。这些男子每年都要完成一份问卷，问卷中包括一个有关过去十二个月中休假情况的问题。研究发现，每年定期休假的人死于冠心病的几率远低于那些不休假的人。同时还发现，休假对于防止因紧张导致的冠心病有很好的效果。

因此，除了对休闲的天然偏好外，越来越多的人相信休假可以放松心情、减轻压力、改善健康，期望通过更多的假期来提升生活的品质。

闲暇不等于乐趣

然而，当你获得了更多的闲暇时间，就真的拥有了同等的乐趣和预想的收获吗？每逢休假归来，我们都会自我盘点或是与人交流假期的经历，通常的情况是，假期的质量往往低于我们的预期，闲暇并没有如我们想象的那样，给我们带来真正的放松和快乐。原因很简单，在"休假模式"下，人们脱离了外在的要求和控制，意识通常是自由散漫的，既定的休假计划常常因此很难实现，人们会不自觉地选择一些不必花费太多精神能量的活动来填充闲暇时间，比如"宅"在家里睡觉、看电视、上网。以看电视这种最常见的休闲活动为例，它几乎不可能产生流畅感，而在挑战与能力完全配合的工作状态下，产生流畅感的几率则是看电视的 4 倍。带来的结果是，重返工作时，人们常常感叹假期在不经意间悄悄溜走，身心却并没有得到应有的调整，心情反而变得更糟了。这说明闲暇并不能自动转换为乐趣，因此，那些希望通过获得更多假期来提升生活品质而不思考如何善用闲暇的人必定会感到失望了，闲暇不仅不能成为快乐的必要条件，还可能因你未能有效利用闲暇增添新的烦恼和挫折感。

这种状况的出现也与我们的时代有关。想想上几辈的生活模式，物质层面的需求远比精神层面的需求所占用的时间多，他们会很自然地将日常劳作作为生活最重要的组成部分，从中感受收获和快乐，纯粹的休闲于他们而言是奢侈的，也是易于满足的。记得父亲常和我讲起祖父假日里的最大乐趣：辛苦工作一周后，美美地睡到自然醒，出门买上两斤平时不敢奢求的牛肉，炖一锅汤全家分享，然后步行到附近的茶馆，叫上一碟花生米、一杯盖碗茶，坐到夕阳西下……这就是美好的一天！相较而言，生活在当今社会的我们有了更多享受丰富人生的机会，当人们的精神需求和可提供的选择变得无限多元的时候，对利用闲暇的能力也提出了更高的要求。春节大假，人们已经不再满足于家人团聚时丰盛的年货，春节联欢晚会的节目也不再是众人翘首企盼的"好戏"，原来轻易就能获得的快乐却因为期望值的不断攀升和令人眼花缭乱的休闲选择难觅踪迹了。于是，吃着大餐、出入各种娱乐会所、游走四方的我们依然觉得无聊和乏味。

以上事实向我们揭示了在休闲中获得流畅感的内在条件——重组意识的能力。当各种期望和选择将意识四处牵引时，有的人总能恰如其分地控制意识，运用休闲的机会获得乐趣，有的人则不可自拔地迷失在紊乱的意识中，难以感受休闲的快乐。因此，如果你还在拼命追求更多的闲暇时光，不如学会如何利用闲暇获得流畅感，这样你会发现乐趣的产生绝不取决于闲暇数量的多少，而在于驾驭闲暇的能力。

5.2　主动休闲的益处

预防“休闲病”

每天晚上在小区里散步，经过隔壁楼一楼的那户人家，我总会下意识地往室内张望，几乎无一例外地看到这样的景象：昏黄的灯光下，男主人端坐在一台电脑前上网，女主人则对着旁边的笔记本电脑看电视剧……这种“雷打不动”的休闲活动让我惊叹，又有些好笑，然而仔细想来，这确实是大多数人生活模式的一个缩影。国内展开的经济生活调查显示，超过七成的中国人日均休闲时间不超过 3 小时，且最常从事的休闲活动是上网和看电视。人们在解释为何选择此种休闲方式时，常常提到工作忙碌，很少有时间休闲，工作一天下来早已疲惫不堪，也就没有心思去规划为数不多的休闲时间了，聊以看电视和上网填补空闲，算是一种简单易行、不耗精力的休闲。的确，无论人们多么渴望自由和放松，为了满足无限膨胀的物欲，仍然坚信“挣钱比休闲更重要”，因此，即便常常是低效率的“假忙”，也不由自主地拿出更多时间用于工作，忽略了休闲时间的安排。

前面章节我们已经提到，休闲活动可以分为主动休闲和被动休闲两种。一项休闲活动的流畅体验发生率调查显示，流畅体验发生率由高至低的休闲活动方式依次是：体育与游戏、爱好、社交、思考、听音乐、看电视。其中，体育与游戏、个人爱好分别位居第一、二位，流畅体验发生率分别为 44％和 34％，而看电视的流畅体验发生率仅为 13％。位居前列的休闲活动都偏属于主动休闲的方式，而看电视之类的活动则是典型的被动休闲方式。说到看电视和上网，也许你会对将其列入典型的被动休闲方式产生质疑，因为有时候我们确实也从这两种活动中获得了很大的放松，但问题的关键是量的多少，这就像任何美好的事物，少量或者适量能够带来享受，过量则适得其反。试想一下，当你躺在家里的懒人沙发上畅游网络或是看电视时，一开始是会觉得非常的闲适，但慢慢地就会被无聊感、疲惫感充斥。因为这样的休闲方式鲜有互动，不具备挑战与能力平衡等引发流畅体验的先决条件，如果长时间处于这一状态下，人的精神混乱度就会升高，变得懒懒散散、兴趣全无。另外，对于上班一连 8 个小时对着电脑、伏案工作的白领人士来说，久坐本就使得身体的代谢能力和血液循环减弱，如果休息时仍然采取看电视、上网等被动休闲的方式，就更容易视觉疲劳、头晕头痛、郁闷焦虑，感觉越休闲越累。这种多从事单一的被动休闲活动，不利于提高效率和创新的现象，通常被称为“休闲病”。

讲到这里，你大概已经能够解释为什么休闲时间没有给自己带来真正的放松了吧！需要强调的是，我们并不是反对一切不必耗费太多精力的被动休闲，只是为了避免“休闲病”的悄然来袭，我们应该多选择那些容易使流畅体验发生的主动休闲活动，这些活动刚开始时的确需要花些心思才能享受到乐趣，但当你克服了起步过程的艰难，就有望通过不断获取为状态调整、自我成长带来助益的部分来提升休闲的品质了！

引领经济与未来

从激发流畅感的角度来看，人们要使休闲状态下比工作状态下流畅感的获得更具持久性，关键在于如何安排休闲的内容，把握好流畅感产生的先决条件。当人们的休闲方式由随意应付的被动休闲转为富有智慧的主动休闲时，闲暇的价值才能得到充分体现。

“国际经验显示，当收入水平越过中等收入线后，影响经济发展的因素将从生产边向闲暇边转移。在这个过程中，国民拥有多少闲暇，如何拥有，又如何使用这些闲暇，会越来越成为经济发展的决定要素之一。”北京第二外国语学院中国闲暇经济研究中心主任魏翔在主持“国民闲暇时间调查”时这样诠释了调查的意义。如今的中国人并不缺乏工作和挣钱的意识，缺少的恰恰是如何休闲和花钱的能力。如果你还在一面盼望着闲暇的来临，一面却漫不经心地应付闲暇，就真该重新审视一下闲暇带来的价值了。这种价值不仅仅体现在个人未来的发展上，还体现在对社会经济的贡献上。

首先，周围人经常谈论“穷忙”和“过劳”，却很少有人谈“闲”，一部分原因就在于人们还未认识到闲暇的价值或是觉得自己还没到有资格谈“闲”的时候。事实上，当人们不再放弃或是忽略休闲的时候，人和人的差别就体现出来了，这正如我们常常说，一个人若想有所超越，重要的是 8 小时之外在做些什么。同样多的闲暇时间，有的人善于主动休闲，就能获得充分的休息和额外的收益，进而提高了工作效率；有些人只会选择消极的被动休闲方式，自然觉得休闲没有意思，慢慢演变成效率不高的“穷忙族”，陷入“休息不得，工作不成”的恶性循环中。比较两种人，后者对于社会经济的贡献势必少于前者。

其次，要想有高收入，就必须有充足的人力资本。在一个相对富裕的国家里，人力资本的积累一半是靠教育，还有一半靠的是在休闲中的修炼。举一个例子，在机场候机时，大多数国人可能就是玩手机。但在欧洲，哪怕是一个小城镇的人，他们都是在看书。这种利用闲暇提高人文修养的行为，就是人力资本的积累，当然也就与经济的发展息息相关。研究发现，美国人并不把工作与生活分开，因为如何安排闲暇活动，使闲暇活动更有效率，影响到每个人的人力资本、收入与幸福感。美国人在招聘时会问你喜欢什么运动，他们认为，一个人只有把生活理顺了，才可能理解公司的指令，才可能挣到钱，也才能懂得将挣得的钱投资于自己的健康与发展。因此，美国人很喜欢雇用那些阳光、爱运动并且爱好丰富的人，认为这就是人力资本。

再次，随着社会经济的快速发展，我们不禁要问：富裕之后是要无止境地变得更富，还是要追求自由与快乐。心理学实验告诉我们：物质条件达到一定程度后，财富的进一步积累通常带来不了幸福感，因此，理想的生活状态不是一味追求财富，而是“衣食无忧，休闲有度”。上世纪60年代，日本人是全世界公认的“工作狂”，但在2000年后，日本经济慢慢好转，一个最大的改变就是他们改变了工作方式与生活方式。父辈一代的日本人认为勤劳最重要，但现在的年轻人则认为生活最重要。这种生活观的改变只要不过度，带来的就是消费的拉动和社会精神面貌的转变，整个社会情绪也从紧张转向了平和。

增添人生的智慧

美国麻省理工学院的大卫·福斯特（David Foster）和马休·威尔逊（Mathew Willson）两位教授进行了一项实验：他们把老鼠置于一个1.5米长的跑道上，让它们来回奔跑，并将特殊的电极嵌入老鼠的头骨，记录老鼠大脑中海马区细胞的电流活动（海马区是老鼠、人主管记忆和导航的区域）。当老鼠跑完一圈后，会得到一些食物奖励，而当老鼠吃完食物并进行下一次跑步前，会有短时间的休息。表面上看，这些老鼠在休息期间似乎并没有活动，只是有些坐立不安，或梳理毛皮，或安静不动，可是它们的大脑记录却暴露了不同的内容。在休息期间，老鼠海马区的活动很活跃，电极记录显示，老鼠在跑道上跑动的过程中，它们海马区的一些神经细胞以特定的顺序出现特定类型的电流活动。令人惊讶的是，老鼠在休息的时候，海马区相同的神经细胞会以与在跑道上奔跑时相反的顺序一遍又一遍地释放出电流，并逐渐加速。换句话说，休息时，老鼠的大脑是在“逆向回放”之前的经历，就像光盘的回放一样。这种回放要进行数次，每次经历的时间约为几百毫秒。在这个极短的回放时间里，老鼠的大脑回放了自己在跑道上从结束到开始的所有跑步过程，而且重复回放了好几次。

对于这种现象，研究人员的解释是，老鼠大脑的回放过程实际上就是在帮助它们巩固对所在地点、动作和行为的记忆，以增强学习的效果。人类和老鼠的海马区执行的是相同的功能和任务，所以从老鼠的这种表现也可以推论出，人类可能也是以这种回放过去所学东西的方式来学习和记忆的。同时，人类大脑的这种回放机制也可以解释人们为什么在忙碌工作后需要休息。因为在我们闭目养神或半躺着望向天花板的时候，大脑正在对一天所学习或从事的工作内容进行回放复习，以巩固其记忆。所以，必要的休息绝不是偷懒，这是大脑学习机制的必要组成部分，有利于大脑学习新的东西。

由上面的实验我们还可以看到，休假对于忙碌工作一段时间后的人们具有打开思路、启迪智慧的重要作用。印第安人有一个习俗，赶路时往往走三天、歇一天，原因是他们认为人走得太急了，灵魂会跟不上。这其实正透露出一种主动解除身体劳顿、获得心灵慰藉的休息方式。可以说，休息其实是为了更好地工作，也呼应了我们常说的一句话：“会休息的人才会工作。”

有一位在美国纽约开设工作室的设计师，他每七年就会将自己的工作室完全关闭一年，在这一年中，他不接受任何订单和顾客的造访，直到歇业一年后，重又开始工作。这样的运营模式对于急于发展事业、将工作和挣钱视为生命的职业人来说几乎是不可想象的，可休假带来的灵感和力量却正是这位设计师非常看重的。做出这样的决定是因为工作一段时间后他发现，正如生活中很多自己喜欢的事物一样，一旦习以为常，就会渐渐变得沉闷，他的工作室也不例外，很多作品开始变得雷同，因此他决定关门一年，寻找新的灵感。另一个原因是，他对人们普遍的生命历程做过总结：最初的二十五年用于学习，之后的四十年用于工作，最后的大约十五年用于退休生活。而他认为，更合理的方式是拿走五年的退休时间，把它穿插在工作的年头里。这样，既可以让工作与休息不那么截然分开，使人们不仅仅将工作当作挣钱的手段，急切盼望尽享闲暇的退休生活，又可以将在休假中获得的体悟用于事业的推进。于是，这位设计师每次休假都会选择不同的地点和方式来刺激新思路的产生，并做好细致的假期计划。其中一次休假他选择了斯里兰卡的巴厘岛，当地生活的所见所闻使他设计出了 99 种不同形态的狗像 T 恤衫；结合假期中的生活经历，他为自己的工作室设计并制作出了一系列生动有趣、颇具创意的家具；读完了一本搁置已久的好书；开始平生第一次打坐……这些都是休假带给他的宝贵灵感和可喜收获！然而，这位设计师也提到，他并不是一开始就懂得如何休假。在第一次休假之初，他甚至以为不用计划，认为空闲本身就能带来很多东西，可是很快他便发现没有计划的休假只能被动地应付，不仅达不到真正的放松，还无法收获其他有益的东西，比如灵感、创意、新的智慧等。因此，他把自己感兴趣的事情列了个清单，再分门别类，分给这些事情一定的时间，然后像小学生一样，将这些事情安排到每天的时间计划表里。这样做的结果是，他增强了对工作和生活的热爱，接下来七年的设计创意几乎都源自那一年的休假时间。

由此，我们也就不难理解众人皆知的谷歌公司为何要将 20%的时间交给他们的软件工程师，让他们去做自己想做的事情了。这些时间不是让工程师们去从事那些无益于流畅感产生的被动休闲活动，而是希望借由给予他们更多自由、可支配的时间，让他们去探索自己真正感兴趣的事情，而很多工作上的创意也就在这些主动休闲的过程中妙手偶得，同时享受了更为丰富而充满乐趣的人生。

5.3　驾驭你的休闲时光

从心灵深处的快乐出发

关于主动休闲的益处，上文已经有了较为详尽的介绍，不过即使了解了这些益处，要改变大多数人习惯性的被动休闲方式也不是那么容易的事情，这需要人们付出如工作状态下一般的专注与才智，才可能将休闲活动变为流畅体验，最有效地利用闲暇时光。遗憾的是，市面上教人如何工作、学习的书籍有很多，却很少有教人如何娱乐、休闲的，这就进一步扭曲了人们的认识——休闲是不需要智慧和技巧的，同时强化了人们闲暇时光随遇而安的态度，正如前面所讲的那位设计师，一开始也以为空闲本身就能带来很多东西，于是不对假期进行规划。

中国人对休闲的认识还存在一个误区，认为高品质的休闲就要与金钱联系起来，旅游要花钱，逛商场要花钱，外出聚餐要花钱，去娱乐场所要花钱……其实，反思之后会发现，诸多要花钱的休闲方式往往都是浮华而无创意的，当我们迷失于这类休闲时，实际是忘却了休闲的本质意义，也忽略了心灵深处真正渴望的快乐。与那些流行的休闲方式相比，在自家的阳台上喝喝茶、晒晒太阳，看看平时来不及看完的书，陪陪没有时间陪伴的孩子，或是做几道平时想做却没有时间做的拿手菜……何尝不是令人快乐的休闲？这让我想起了一句话：“世界上最好的东西都是免费的。”是啊，用钱能买到的快乐来得快也去得快，在心灵深处留不下太深的印迹，而免费的东西看来无足轻重，但人们要从这些东西里体会到快乐往往是用了心的，这种感觉更接近于流畅体验。

中国人做事喜欢“扎堆”，休闲也不例外，但凡是旅游胜地，哪个大假不是人满为患。然而，“上车睡觉，下车照相”的旅游习惯渐渐使出行演变成了跟风、受累，完全颠覆了古人将“游”与“学”巧妙结合的初衷，抹杀了“读万卷书，行万里路”的人文内涵。在这一点上，英国人的方式很值得我们借鉴，他们很少出现“一窝蜂”的现象，因为他们在做选择的时候，普遍是从自己的喜好和实际情况（财力、时间等）出发的，很少将名胜古迹作为首选，更不会跟风于潮流和他人。他们对目的地的选择尚且如此用心，在实际的旅行过程中当然更知道自己心灵深处想得到的快乐是什么。

作家余秋雨曾为现代人的品质生活开过一个药方——旅行和阅读，他认为在陌生旅途中的叩问和关注人心的阅读中，可以将自身从平庸和熟悉中抽离出来，探寻到心灵深处的快乐。对于旅行者来说，首先要在出发前以一种蓝天白云般的空旷承接你所看到的一切。固有的姿态会封闭人的感受，所以要抛弃先入为主的概念，回到空杯状态。其次，捕捉不断出现的惊喜是旅行者最好的状态。一切山水都有平常的形态，但也有惊喜的部分，如果你的心很平常，那么你看到的东西就很平常，如果你的心充满惊喜，那么对你来说就是处处皆景。最后，好的旅行者还要善于传播，讲述（写作）——整理——寻找——提升，这一系列过程都是自我内心的新一轮美好历程。

如今，一些日本年轻女性喜欢深入远离尘世的山间林中寺庙，在清静犹如月球的“寺庙旅馆”内借住上一段时间，希望通过别样的旅途和别样的住宿重新审视自己的人生。现代人的休闲方式正在以雨后春笋般的速度变得越来越多元化、个性化，而选择的智慧就在于忠于自己心灵深处的快乐需求。

从发掘自我的潜能出发

获得流畅体验的一个重要条件是高挑战与高能力的匹配，这提示我们在休闲方式的选择上可以更多考虑那些能激发人们发掘自身潜能的活动，同时也进一步说明了主动休闲优于被动休闲。

其中，体育运动就是一种能够充分调动自我潜能的休闲方式。尽管希斯赞特米哈伊最初是从对艺术类活动的观察和思考后提出了流畅体验这一概念，可对这一概念的实证研究，却是在竞技体育领域得到了进一步的深入和推广。体育领域的流畅体验研究数量众多、内容繁杂，对流畅体验整个理论体系的发展和完善有着不可磨灭的作用。而在我国，对流畅体验的研究更是十有八九来自于体育领域。在运动心理学中，流畅体验作为一种最佳心理状态，对运动员在比赛中取得优异成绩有着积极的意义。处于该状态时，运动员完全投入到比赛中，各组织器官发挥了最大的潜能。因此，很多人都会将自己感兴趣的某项体育运动作为休闲活动的首选。我的一位同事就是典型的运动达人，他无论酷暑严寒，绝大多数闲暇时间都用在了游泳和健身上，周围人都戏称他“运动上瘾”，而他自己则充分领略着运动带来的流畅和愉悦。随着技能的不断增长、体魄的日趋强健，他惊喜地看到了工作之外另一个自我的成长：一个天生的运动健将迸发着无限的生命活力，生活也因此熠熠生辉！

人们对网络游戏的情有独钟也正是因为游戏闯关的设置使其在虚拟世界中实现了自身潜能的不断发掘，自始至终感受着挑战与能力的匹配。事实上，好的休闲方式应该带给人们发展技能的机会，并且这些技能可以与现实充分结合。这再次说明工作与休闲并非是对立的，休闲中获得的智慧与技能增长对工作的成效是一种促进和补充。回顾历史，大量科学、艺术的成就都不是在工作时间内取得的，而是基于个人的兴趣，在闲暇中锤炼而成的。前面提到的谷歌公司给予员工大量的时间自由支配，也意在激发他们利用闲暇时间挖掘自身潜能，愉快地创造出工作要求之外的成就。

你可以抱怨工作无法契合你的所长、所爱，但不要忘记一个人生活质量的好坏大半取决于闲暇时间的利用方式上，工作并不是发展自我的唯一机会。根据美国著名发展心理学家、哈佛大学教授霍华德·加德纳(Howard Gardner)博士提出的多元智能理论，再结合个人的兴趣爱好，每个人都能找到适合自己的潜能开发方向。如果说工作在一定程度上限制了你的自由发展，那么闲暇时间的利用就更加不容小视。正如我的那位同事，教师职业没能为他提供发挥运动天赋的平台，可他却利用闲暇实现了自身潜能的开发，这样的休闲绝不次于工作的意义，乐趣自不必说。你会发现，很多某一专业的集大成者也在其他领域建树颇丰，不免惊叹于他们超凡的智慧、旺盛的精力。不过，能拥有如此成就的人，除了在很多方面都颇具天赋之外，也许还得益于对闲暇时间的利用。这并不意味着他们要以超乎常人的毅力，像个苦行僧般将所有时间都用到研究工作上，而在于采用了有助于开发自身潜能的休闲方式，从而使成就与乐趣相伴而来。

从充满变幻的创意出发

一到周末或大假，总有朋友为如何安排闲暇时间感到困惑，那些一成不变、随大流的休闲方式显然已不能带给人们流畅感，我们甚至可以认为驾驭休闲比驾驭工作更需要智慧，一个能让自己的每一天都饶有兴味的人也必定不会在工作上表现得太拙劣。

先来看看下面这些或许能带给我们启发的休闲创意吧。下图是意大利艺术家巴托利尼（Massimo Bartolini）为比利时艺术节设计的艺术景观——成排的书架不在水泥房间里，而是搬到了葡萄园边的露天草坪上，游人只要捐赠一些钱到旁边指定的小盒子里，就能自由带走书架上面摆放的书籍。看到这里，你是不是有些窃喜：一大块绿地旁有一片葡萄园，这里有新鲜的空气、令人迷醉的自然美景，还有可以自由取阅书籍的露天图书馆，野餐、休憩的同时尽享心灵的滋养，怎能不让人有冲动去那里享受一个美妙的下午呢？

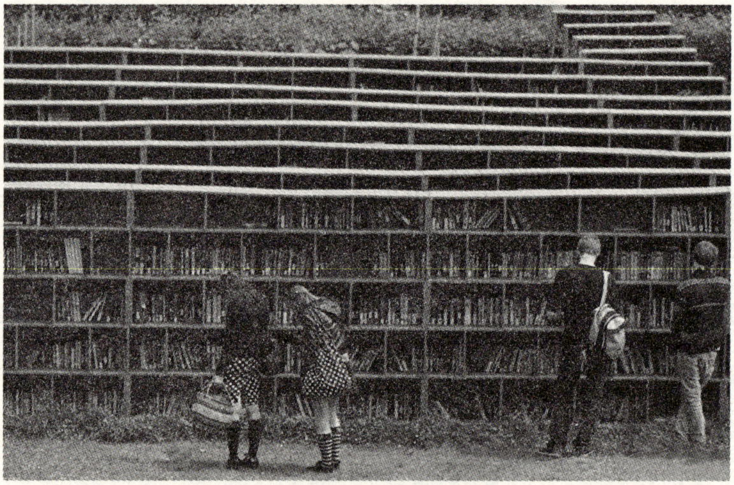

［注］图片摘自中新网

在空旷的户外场所运动、玩耍是件稀松平常的事情，但若是身处高密度的城市居住区，又如何能在家门口拥有一个像样的休闲场地呢？有设计师利用很容易被忽略的空间——楼顶，开辟了一片休闲娱乐区，分为活动区、草地公园和阳光露台三大部分。活动区虽然面积有限，但是孩子踢个球基本没有问题；草地公园配以草皮，营造出山顶的感觉，“山顶”下的空间安上落地窗之后光线充足，是喝咖啡、聊天的好去处；阳光露台不用多说，自然是晒太阳的最佳场所。不仅小孩，饱受都市生活压力的成年人也可以来到这个地方，望望远处的风景，留给自己一段独处的放松时间。这一设计不仅弥补了缺乏休闲场地的遗憾，还能以这种别样的景观吸引人们更加沉浸于运动、休闲的乐趣。

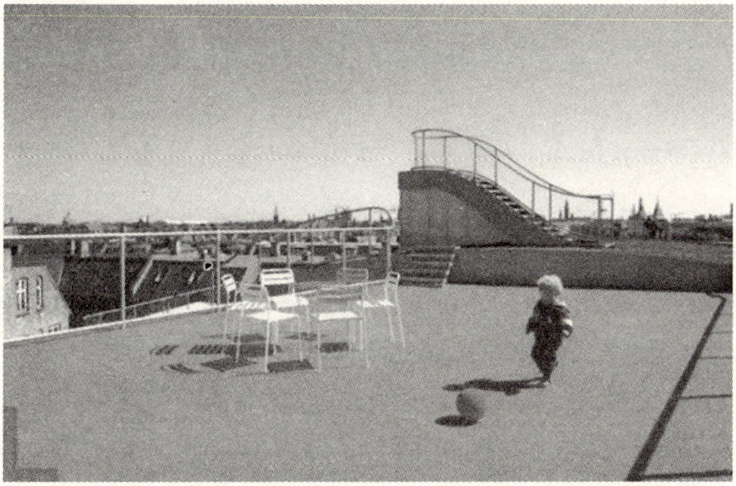

［注］图片来源：http://www.toodaylab.com/24232

如果你希望享受足球运动的乐趣，却又没有足够的体力和技巧，不妨做出如下尝试：将家中座椅的前腿加宽，再罩上足球网，就成了迷你的球门，这样一来，就算坐着也能体验一把射门的快感。进行这种“椅上球赛”不需要学习任何技巧，也不必耗费你太多的体力，只要想方设法把足球挡在自己门外并且想办法弄进对方的球门就行了。这种慵懒的运动方式是不是也别有一番乐趣呢？原来，生活中只需一些小小的创意和改变，就能使原本平常的体验变得趋于流畅！

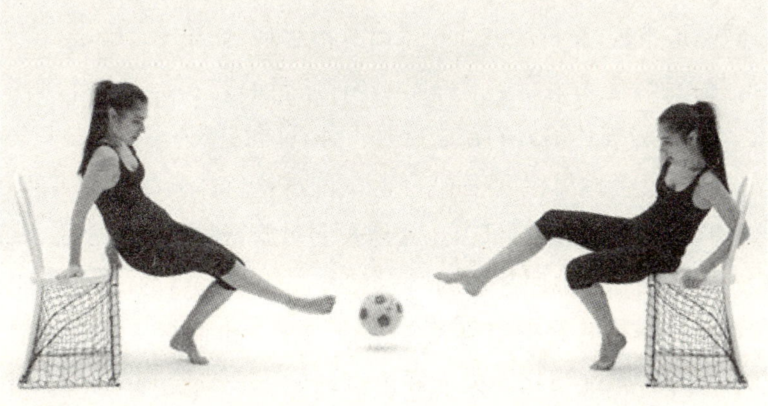

［注］图片来源：http://www.shejipi.com/13487.html

孩子们在玩耍中尤其善于创造，身边任何一个不起眼的小物件都可能为他们带来新的乐趣。一次，我和两岁的小侄女去麦当劳用餐，走的时候打包了没吃完的食物。回到家，我们吃完了带回的东西后，各式各样的空盒子就成了小侄女爱不释手的玩具：桶状的被当作帽子、垃圾桶，盒状的则用来装她的小零碎，再被一一分解、改装。我们还经常看到雨天留下的一个个大大小小的水坑让放学路过此处的小学生们快乐无比，小手脏脏的孩子们在如获至宝的沙堆前如痴如醉地灌水、"建造"；蹒跚学步的幼童蹲在房前屋后的草丛中专注地同小昆虫"对话"……孩子们爱玩的天性在无拘无束的想象中得到了尽情发挥，玩耍中的创意与流畅感更是让将周遭一切视为平常的成年人望尘莫及。积极心理学奠基人之一、美国社会心理学家埃伦·兰格(Ellen J.Langer)女士结合自己的人生体验提出了"专念"的概念，并对此进行了数十年的研究。她认为这是一个注意新鲜事物的简单过程，在集中精力、全神贯注的时候，我们就活在当下，即便对那些熟悉的事物，也能有新的发现。我们的专念水平越高，就会变得越幸福、越健康。然而，随着年龄的增长，知识经验的储备也在日渐增长，成年人不知不觉开始用既有的"条条框框"来审视周围的事物，于是一切事物都在一定的背景、条件下存在，缺少其他的可能性，比如，纸盒就是纸盒，很难想到把它们当作玩具。孩子们则不一样，他们没有那么多经验可遵循，也就摆脱了思维的定势，身边的任何事物都可能被他们以全新的角度解读，完全不受"条条框框"的束缚，因此总能玩出新意，这种富有创造性的玩耍过程更易于让人变得专注而流畅。

是的，我们不可能在生活中时时处处缔造出像前面列举的那三个例子一样经典的休闲创意，可孩童般不受限制的思维方式却是我们激发创意的根本。这个创意在旁人看来或许并不出彩，关键是你是否每次都以新的视角来看待周遭的一切。比如，同样是旅行，旅行的方式却可以有很多种，如果你只将每一次旅行看作是地点的变化，自然毫无新意。有一本书叫《旅行的艺术》，书的作者阿兰·德波顿(Alain de Botton)描述了人们在旅行时一种共同的行为模式——只要发现自己置身于美景之中，就会掏出相机狂拍一阵，试图将这份体验凝固住，殊不知反而错失了真真切切观察身边风景的机会。这是人们对旅行的刻板印象在作怪，认为一次旅行回去，如果没有大堆照片作为"证据"终归是不完整的，于是使本该运用不同方式、有着各种体验的旅行变得越来越程式化。如果想从这种困境中挣脱出来，就要打破固有的思维模式。英国评论家约翰·罗斯金(John Ruskin)的观点是：如果你试着去画一点什么，无论画得多么潦草，你都会立即被迫仔细观察，而这样的观察方式，要不是为了画画，你是永远都不会采用的。通过一丝不苟的观察，你将渐渐学会欣赏事物实实在在的形态。这样的旅行方式必定与“照相机式”的旅行方式大相径庭，并且更富意义。生活中还有很多我们习以为常的休闲方式，所谓的创意，不是要进行完全的颠覆或者舍弃，而是每一次都要以“空杯”的心态重新玩味一番。

本章小结

这一章主要探讨了休闲这一与工作相对应的重要生活内容。首先，我们分析了人们为何对假期充满期盼，却对工作持有固有的偏见。然而，工作中井然有序的意识状态却往往能促进流畅感的产生，休闲状态下意识的随意性反而使人们鲜有流畅感，这在调查中得到了证实，同时也说明闲暇本身是带来不了乐趣的，驾驭闲暇的能力才是产生乐趣的关键。接下来，我们介绍了休闲的两种方式——被动休闲和主动休闲，生活中人们常常采用被动休闲的方式来打发闲暇时光，休闲效果显然不佳。调查显示，流畅感产生频率较高的休闲方式都是主动休闲的方式，因此值得倡导。主动休闲的好处在个人身心健康、社会经济发展、工作与生活智慧的拮取等方面都有显著的体现。最后，我们重点讨论了如何实现主动休闲，更好地驾驭闲暇时光。笔者根据自己的总结和个人经验，主要从忠于内心需求、开发自身潜能、增添休闲创意这三个方面进行了阐述。这些内容固然无法详尽所有，唯愿读者将其作为一种参考，逐渐找到属于自己的休闲良方，从中享受无穷的乐趣和流畅感。

第6章 流畅感与和谐关系

人生的美好是人情的美好,人生的丰富是人际关系的丰富。

——一位哲人

《美国医学会杂志》(Journal of American Medical Association)做了一个非常有说服力的实验,就是给条件相似、数量一致的两组人通过鼻孔喷剂注入少许感冒病菌,结果发现,那些身边有高度社会支持的人比低社会支持组的人发病的几率要少4倍。有的人开玩笑:如果要在健康的朋友和健康的食物之间做选择,最好的当然是两者兼得。但如果迫不得已,必须在两者中选其一的话,宁可选择健康的关系、不健康的食物。换句话说:宁可跟朋友们吃火锅、吃烧烤,也不要一个人吃胡萝卜! 因此,有意义的、爱的连接非常重要。实证科学发现:爱能够在人身上制造一种抗压力的缓冲带,帮助你在高度压力的情况下降低身体中一种叫皮质醇(cortisol)的压力荷尔蒙,从而增强你的免疫力。

人际间的流畅感产生于和谐关系下的爱的连接,然而,人们经常在人际关系的处理中感到两难:与人太亲近会受伤,不亲近又会孤单;结婚者比未婚者更幸福,未婚者又比离婚者更幸福,因此人们憧憬婚姻又畏惧婚姻……本章第一部分从人际关系的微妙之处入手,探讨了人类具有的合群本性以及独处的价值,并概括介绍了如何在人际关系中获得流畅感。本章第二部分主要探讨的是"家庭关系"这一最重要的社会关系,包括促使流畅感产生的家庭环境要素以及如何经营夫妻关系、亲子关系。本章第三部分介绍的是家庭关系之外的其他社会关系给予人们的支持和力量。

6.1 微妙的人际关系

合群的本性

在美国曾发生的一件事:有一个叫安娜的女孩儿,因为是个私生女,所以一直被外祖父藏在家中的小阁楼里，每天只给她提供维持生命的食物和水，却不让她接触外界和其他人，也就是说，剥夺了她参与社会交往的机会和权利。当人们发现她时，她已经9岁了，可是却不会走路，不会讲话，不会保持个人卫生，甚至不会自己吃东西。再看她的表情，目光呆滞，对周围的世界毫无兴趣。

无独有偶，1996年，著名的意大利洞穴专家毛利奇·蒙泰尔做了一个非常著名的地下试验。他把自己置身于一个很深的洞穴中，在这个洞穴里，有足够他一年吃的食物和维持生命的生活用品，有100多部电影碟片和一些健身车、健身球供他娱乐。但是，这个洞穴里除了他自己，没有其他人。1997年，蒙泰尔从洞穴里出来了。经过一年与世隔绝的生活，蒙泰尔变得目光呆滞，脸色惨白，语言不畅，他的记忆力、交往能力和语言表达能力都出现了严重的退化。

其实，关于"一个人能够独自待多久"的问题，心理学家沙赫特（Stanley Schachter）早在1959年已经通过一项实验作出了回答。他设计了一个封闭的房间，里面有一桌、一椅、一床、一马桶、一灯，除此之外，再无他物。实验中，被试的三餐均有人送，但不允许他们与人接触。实验报酬非常丰厚，而且被试待得时间越长，报酬越多。有5个大学生参加了此项实验，其中时间最短的一个人待了2个小时就受不了了，要求放弃实验，最长的待了8天。在衣食无忧且报酬丰厚的情况下，人们依然无法忍受单独待在封闭的空间里，这说明人具有合群的本能，有社会交往的需要，否则就不能成为一个完整意义上的人，更不可能拥有流畅的体验。

人们对同伴的需要似乎与生俱来，这种需要在人类演化过程中扮演着十分重要的角色，正如其他物种一样，如果没有同类之间的相互支持与合作，就很难在生物界的竞争中幸存下来。有这样一个现象：洪流袭来，陆地瞬间成了汪洋。在湍急的水流中，漂浮着一个足球大小的黑球，仔细一看，原来是一个蚁团。黑乎乎的蚂蚁，密匝匝地抱在一起，虽然一路上外层的蚂蚁不停地被巨浪卷走，但绝大部分蚂蚁还是平安上岸了。靠岸后，蚁球才一层层分开。小小的蚂蚁抱在一起，以极小的损失奇迹般的战胜了洪流，逃过了一场劫难，这就是群体的力量！

对于有着复杂认知与情感体验的人类来说，群体交往的意义还远不止于此。根据戈夫曼的自我呈现理论，交往是一种社会互动的过程，任何社会互动的关键都在于参与者借助自己的言行呈现自我并侧重于强调有利于自我形象的属性。这在我们生活中例证很多，人们花时间专心于自己的工作和生活，也需要拿出一些时间与人分享。当今社会，QQ、博客、微博、微信等信息工具的广泛使用正迎合了人们自我呈现的需要，拓展了人际互动的途径。

根据霍曼斯(George Casper Hormas)的社会交换论(social exchange theory),社会互动中的交换不仅仅是物质商品的交换,还包括诸如赞许、声望、荣誉等非物质商品的交换。对此,心理学家泽尔勒曾做过一个实验,他让甲、乙两组学习能力相同的学生都学习无意义音节,同时让他们做排列方块实验,然后测验他们对所排列图形的记忆效果。当甲组做排列方块实验时,给予赞美的评价,接着再让他们继续学习无意义音节;而对乙组的学生却给予非常严厉的批评和指责,随后让他们再学习无意义音节。结果发现,乙组学生受到批评后,心情沮丧、紧张,排列方块实验的成绩越来越差,无意义音节的学习效果也大大降低,而甲组学生却积极性高涨,学习效率大大提高。实验证明,人际互动过程中带来的非物质鼓励使人们亲和的动机得到了满足,由此引发的良好的情绪情感状态提升了学习效果,反之则会降低学习效果。

根据费斯汀格(Leon Festinger)的社会实在论(social realism),当人们对自己的态度和意见正确与否无确定标准时,往往会参照其他人的判断标准,以使自己和周围其他人保持一致,并在这一过程中满足自我认识的需要。

由此我们发现,在人际交往的过程中拥有美好的感受并有所收获,这是促使人们积极构建人际关系、寻求温暖和亲密感的原动力。

独处的苦与乐

前面我们结合经典实验以及相关的理论印证了人们对建立人际关系、展开人际交往的本能渴望,接下来,请你闭目回想一下人生中那些令你感到快乐或痛苦的经历。你会发现,这些经历多半与人际关系有关,人们在享受人际关系带来的安全、温暖、快乐等积极情绪体验的同时,也注定难逃人际互动中产生的种种矛盾与困扰。哈利·雷斯(Harry Reis)和谢利·盖布尔(Shelly Gable)这两位处于领先水平的爱的研究专家于2003年得出以下研究结论:不论什么年龄、什么文化背景,良好的人际关系都可能是达到生活满意、感情幸福的最重要的根源。相反,当问及以往生活中发生的坏事时,大部分人都会叙述他们在人际关系中发生的冲突或损失。而且,一般走进心理治疗室的患者都是由于人际关系方面有困扰。

的确,在笔者日常的咨询案例中,由人际关系问题引发的情绪困扰最多,这再次揭示了人际关系如一把双刃剑,既是不折不扣的烦恼之源,又在不断地制造着美好体验。一个人处在各种关系的纠葛中固然烦恼丛生,但若是没有朋友,又必定是苦闷的;恋爱可能遭遇失恋的痛苦,但若不曾经历恋爱,又会为情感的空白分外遗憾;有人将婚姻比作围城,围城内外各有尴尬,但总体而言,已婚者比未婚者更幸福。大量社会调查研究证实，人际互动是最能改善情绪状态的活动。请你想象一下，当你因为某件事情感到沮丧的时候，你是选择一个人待在房间里哪儿也不去，任情绪蔓延，还是试着走出去换个环境？显然，后者的功效优于前者，在新的环境中，与他人随意的一次互动，你的情绪或许就能在不经意间大为改观，别人的一句劝慰、一个赞美，或许就能让你重拾自信。古希腊哲学家亚里士多德（Aristotle）说过"独处者非神即兽"，即便人际关系带给人的烦恼源源不断，也阻止不了人们从人际互动中获得快乐和力量。因此，"独处"状态给人的感觉往往是负面的，让人联想到"冷清""寂寞""孤独""悲凉"等一系列让人心情低落的词。究其原因，人们在独处时，由于缺少外在的目标、刺激和反馈，注意力难以得到持续的控制，以保持一定的方向性。这种涣散的注意力状态使得思路游移不定，人的意识也陷入到无序之中，随之而来的便是各种消极念头、负面情绪，这即是我们在前面章节中提到的"精神能趋疲"。比如，看电视之类的被动休闲方式可以一定程度地消磨独处时光，让内心的杂乱无章获得片刻宁静，但将注意力投入到这种收获甚微的活动上并不能从根本上解除独处的寂寞，反而会进一步加重心灵的空虚感。

然而，德国哲学家叔本华（Arthur Schopenhauer）却将独处视为至宝，他认为："只有当一个人独处的时候，他才可以完全成为自己。谁要是不热爱独处，那他也就是不热爱自由，因为只有当一个人独处的时候，他才是自由的。"那些害怕独处的人其实是怯于面对自己、无法驾驭内心的人，他们还没有找到一种方式控制自己的注意力，让意识有序地停留于富有建设性的思考与行为上，自然也就无力消受这种自由。从此种意义上讲，促使人们参与社会交往的除了合群的本性，还因人们欠缺驾驭孤单的能力。刚进入大学的新生都有这样的体会：离开了父母的庇护，告别了步调统一的中学生活，独处成了一个人成熟、独立的开始。一些人难以接受这样的转变，迫不及待地用请客吃饭、扎堆娱乐将可能出现的独处时间填满，这些喧嚣、热闹的场景背后却是内心的浮躁、不安。这让我想起一首歌中的唱词："孤单是一个人的狂欢，狂欢是一群人的孤单。"事实上，独处并非苦不堪言，学会如何独处，利用独自一人的时光做些能够带来积极体验与自我成长的事情，就能从独处中找到乐趣、发现价值。

从心理学的观点看，独处是为了进行内在的整合。所谓整合，就是把新的经验放到内在记忆中的某个恰当位置上，唯有经过这一整合的过程，外来的印象才能被自我所消化，自我也才能成为一个既独立又生长着的系统。所以，有无独处的能力，关系到一个人能否真正形成一个相对自足的内心世界，而这又会进而影响到他与外部世界的关系。独处的时候，我们最容易沉静下来，离自己的内心最近，不再被动地利用外在刺激来控制自己的注意力，此时，你是最有创造性、最具力量、最为专注的，更能看到一个完整、真实的自我。事实上，很多杰出成就的诞生都需要在孤单、静默中找寻灵感，沸腾的内心也需要在寂静中降下温来。与积极的人际交往相比，适度孤独、适时独处同样是一种不可缺少的生活形态。

捕获人际流畅感

和谐的关系既包括向内的与自己相处，也包括向外的与他人相处。如前面所讲，一个人在独处时其实就是在与自己相处，与自我的关系和谐了，才能有更为强大的正能量投入与他人的相处。相信你之前已经看过不少有关人际关系的经验之谈，那么，影响我们在人际交往中获得流畅感的是什么呢？

是的，你可能会说和自己喜欢的人相处最可能获得流畅感！关于我们喜欢什么样的人，美国心理学家纽科姆（Newcomb）曾于 1961 年在密执安大学做过一项实验，实验对象是 17 名大学生，实验者为他们免费提供住宿四个月，交换条件是要求他们定期接受谈话和测验。在被试进入宿舍前，先测试他们关于政治、经济、审美、社会福利等方面的态度和价值观以及他们的人格特征。然后将那些态度、价值观、人格特征相似和不相似的学生混合安排在几个房间里，让他们一起生活四个月，四个月后定期测试他们对上述问题的看法和态度，让他们相互评价室内的人，喜欢谁，不喜欢谁。实验结果表明，在相处的初期，空间距离的邻近性决定了人际之间的吸引，到了后期，相互吸引发生了变化，态度和价值观越相似的人，相互间的吸引力越强。心理学家的进一步研究还发现，只要对方和自己的态度相似，哪怕在其他方面有缺陷，同样也会对自己产生很大的吸引力。换言之，人们喜欢的是那些喜欢自己、认同自己的人。讲到这里，我想起曾经咨询过两个漂亮的大一女生。她们在班里分别担任班长和团支书的职务，能力强，综合素质高，堪称优秀。但是在班委工作民意调查中，她们的负面评价却很多，因此她们非常苦闷。根据两个女生的描述，勤奋上进的她们在努力做好自己所能做的一切——服务同学、完善自我。用她们自己的话来说，她们非常礼貌地对待每一个同学，积极地做好每一件事情，因此不知道怎样做才能不招来同学们的反感和嫉恨。“礼貌”二字让我印象深刻，为什么不是热情、友好或者其他更亲昵的词呢？这折射出两个女生看似尽职尽责的行为背后情感成分的缺失，她们是在完成一项工作，而没有去享受人际互动带来的快乐，也不热爱关系中的这些人，多少有点“高高在上”的优越感。对于其他同学来说，她们是“卓尔不群”的“异类”，缺少让他人心生好感的要素——相似性以及对他人的认同。因此，她们不能从根本上驾驭自己的人际关系，当然也就无法享受人际交往的快乐，更难觅让人振奋的流畅感。

正如前面所讲，人际关系能够制造美好的体验，却也是烦恼之源。在人际交往的实际过程中，人们常常无法把控好交往的密度和深度。于是，这样的情况时常发生：彼此有好感的两个人越走越近，成了无话不谈的朋友。可是，当这种交往变得愈加频繁、愈加深入的时候，矛盾也就出现了，美好的感受被各种“精神能趋疲”取代，过度的亲密成了疏远的开始。那么，什么样的距离能够让两个人始终保有人际交往的流畅感呢？一个叫《豪猪取暖》的哲学寓言生动地回应了这一困惑：一群豪猪挤在一起取暖过冬，它们的身上长满了尖利的刺，离得远了，互相借不着热气，凑近了，对方身上的刺又会刺痛自己。于是，豪猪们不断地调整着彼此间的距离，当一个最合适的距离出现时，它们便不再靠近和离开。这个距离既不会使它们互相刺伤，又能让它们感觉到对方的温暖，就这样，它们度过了一个温暖的冬天。当人们为彼此间的距离疏密左右为难时，不妨学学豪猪的办法，或许就能做到既不为了逃避孤独而无休止地彼此靠拢，又能恰如其分地相互给予慰藉和支持。

下面笔者还想谈到的一点是有关人际交往中的公平问题，因为这将会影响到你对交往价值的评价以及是否能够始终如一地在交往中感到愉快。现在你就可以回想一下，人际关系中忽隐忽现的不悦感都与什么有关呢？你会抱怨自己的付出没有得到应有的回报吗？你会有不公平、不对等的感觉吗？我想几乎所有人都曾有过“吃亏”的不甘，也有过“欠情”的愧疚，因此，人际关系中的互惠性非常重要。交往中的美好感觉来自于“你往我来”的良性互动，当一个人认为自己在一段关系中有付出也有回报的时候，就极少产生所谓的“精神能趋疲”，这种交往最可能长期持续并使人们从中获得流畅感。

有心理学家做过这样一个有趣的实验：随机乱寄圣诞卡给素不相识的人，借此研究收件人的心理，看他们如何反应。结果大多数收到卡片的人都回寄了圣诞卡给他。《影响力》一书的作者、心理学家罗伯特·西奥迪尼（Robert Cialdini）引用上述研究，证明了人有一种无心、自发式的互惠本能反应。认识的人给你好处，你会想要回报那个人，就算是陌生人送给我们不具实质意义的好处——比如收到陌生人寄来的圣诞卡，我们也会想要回报对方。人类这种“一报还一报”的天性会让我们有恩报恩、有仇报仇。有些理论家甚至还提出了一种说法：人的大脑中有一个“交换器官”专门负责追踪自己跟别人的关系——有没有欠别人人情或别人有没有亏欠自己，等等。

假定你获邀参加一个名为“最后通牒”的游戏，游戏规则如下：你跟另一位素昧平生的实验对象来到实验室，实验人员给对方 21 美元的纸钞，然后要求这位实验对象依照自己想要的方式来分这 21 美元。结果，这位实验对象给了你最后通牒：要或不要，悉听尊便。游戏的重点是：如果你回答不要，那么你们两个人 1 美元也得不到；如果你回答要，那么你可能至少得到 1 美元，得钱的多少取决于另一位实验对象如何分配。现在你可以想想，怎样的结果会令你满意呢？按照实验设计者的预测，进行分配的实验对象只需要给你 1 美元，因为他认为你宁可要 1 美元，也不愿意什么都没有。但事实上这一预测是错误的，没有人会只给对方 1 美元，大约有一半的人会给对方 10 美元。也没有人会接受 1 美元，大部分人最少会接受 7 美元，但不会接受更少，否则他们宁愿 1 美元不得，也不向这种不公平妥协，便宜自私自利的人。这一实验证实了人们在人际交往中对公平的看重，正因为这种公平心理的存在，才使得人们对自己做出某种行为后对方是否予以恰当的回应尤其敏感，同时，人们也用这种互惠、公平的原则来引导自己的行为。

可以说，互惠性是所有人际关系中的“保鲜剂”，只要运用得当，对我们的人际关系就是一种不断强化。人们看重互惠性的另一个原因还在于每个人都喜欢与自己行为方式相似的人，我们不只会模仿喜欢的对象，也会喜欢模仿我们的那些人。模仿拉近了彼此之间的心理距离，给人一种“我们是一伙”的感觉。许多民族的文化中都有跳集体舞的习俗，参与者借助相同的肢体表达来增进彼此之间的认同与爱，增强团体的凝聚力。因此，你希望他人如何对待你，就先以你喜欢的方式来对待他人，这样你或许会少一些抱怨，多一些人际互动带来的流畅感。

6.2 人际乐，乐天伦

为幸福家庭画像

“幸福的家庭都是相似的，不幸的家庭各有各的不幸。”这是俄国作家列夫·托尔斯泰(Leo Nikolayevich Tolstoy)的名著《安娜·卡列尼娜》(Anna Karenina)一书开头的第一句话。当你读到这句话时，脑海中是否涌现出了对幸福家庭的遐思？每每与朋友闲聊，家里的那点事、那些人总能牵动我们内心最柔软的地方，那些最幸福的瞬间往往与金钱无关、与功名无关，而与家人有关、与爱有关。在此，我们将要探讨的是和谐关系中最为重要的一部分——家庭，它是我们人际支持系统的根基，是成就幸福人生的关键。

《超级保姆》(super nanny)是英国的一档家庭教育电视节目，节目的主持人是一位名叫乔的胖胖的中年女性，她曾有过十五年的全职保姆经历，在节目中负责帮助不同的家庭制定个性化的养育方案，解决养育问题。其中有一期节目讲的是乔帮助一个有10个小孩的超级大家庭——克斯特洛家，即使对有着丰富经验的乔来说，这么大的家庭也是一次挑战。当节目一一介绍家庭成员的时候，坐在电视机前的我不禁倒吸了一口冷气：年龄从8个月到17岁不等、个性迥异的10个孩子和一对焦头烂额的父母如密布的阴云般瞬间压得我喘不过气来，这个家庭的混乱无序可见一斑。家庭中的每一个人都无法感受到身在其中的快乐，尤其是排行最大的孩子，他被迫充当家庭中“第三父母”的角色，照看“不服管教”的弟弟妹妹们，根本没有时间和女朋友约会、做自己想做的事情。排行老二、老三的两个女孩子也因为被母亲要求干这干那，却得不到认可和感谢而怨声载道。焦虑的母亲面对这样一个“烂摊子”，总想着如何让年长的子女帮其分担，却忽略了自己的责任和对子女的关爱与赏识，还一心想着完成自己拥有12个孩子的梦想，完全不顾棘手的现状。作为货车司机的父亲成天为了养家糊口奔波在外，回到家里也无心担当好父亲的角色，酗酒的恶习更是严重影响到了夫妻关系。“超级保姆”乔面对这样一堆恼人的问题，各个击破，最终使家庭中最大的孩子从“第三父母”的角色中抽离出来，重回少年的自由生活，与父母冰释前嫌。乔使母亲重新审视了自己想拥有12个孩子的偏执想法，让她意识到自己对现有家庭和每一个子女都具有不可推卸的责任，不再将自己应做的事情推给孩子，更加愉快地承担起家庭主妇的角色。父亲也在乔的帮助下改掉了酗酒的恶习，并改善了与妻子的关系，同时积极地与孩子们互动，尝试着独立照顾孩子。总之，整个家庭开始变得井然有序起来，家庭成员之间的关系也由此得到了较大的改善。

当然，从科斯特洛一家的改变之路，除了立竿见影的问题解决方案，我们更希望学习到的是一个和谐、幸福之家的一般模式。希斯赞特米哈伊在他的著作《幸福的真意》(Flow：The Psychology of Optimical Experience)一书中描述了有助于产生流畅感的家庭环境所应具有的五个特点：

第一是“清晰”，孩子知道父母对自己的期望，并且在家人的互动关系中，目标与回馈都毫不含糊。这让我想到科斯特洛家的老二、老三抱怨母亲要求她们干家务却又不给予认可的场景，老二、老三不认为帮母亲干家务是自己的分内之事，这样的目标本身就是不明确、不被接纳的，再加上母亲并没有对两个女儿的行为给予积极的反馈，互动关系自然欠佳。

第二是“重视”，孩子觉得父母对他们目前所做的事以及他们具体的感受与经验都有浓厚的兴趣，而不是一味巴望着他们念一所好大学，或找一份高薪的工作。科斯特洛家的老大最大的苦闷就是父母一厢情愿地将他推到“第三父母”的位置上，对他渴望自由、渴望交友的心理置之不顾，这种“不重视，不理解”的态度让他根本感受不到父母对自己的关注与爱。中国的父母常常犯类似的错误，对唯一的孩子视若珍宝，在衣食住行上照顾得无微不至，但同时又“望子成龙”心切，对孩子的教育和评价往往以结果为导向，忽略了孩子在成长过程中细微的感受和体验，最终与孩子越走越远。

第三是“选择”，孩子觉得自己有很多选择，包括不听父母的话——只是他们得准备好自己承担后果。的确，选择与自由有关，同时，享有自由也需要付出代价。然而，无论如何，当一个人生活在“被迫”中时，都是无法激发出潜能的，更是不快乐的。

第四是“投入”，即让孩子有足够的信心，放开自卫的护盾和自我意识，全心全意去做他感兴趣的事。科斯特洛家的老大重获自由后与女朋友携手滑冰的快乐场景让旁观的父母也绽放出了会心的微笑，这是父母放手让孩子专注于自我成长后给彼此带来的欣喜感。

第五是“挑战”，即由父母为孩子安排复杂渐进的行动机会。我想，无论对于孩子还是成年人，幸福的家庭生活一定都不是一成不变的，为和谐关系“保鲜”的过程也包括不断应对新的挑战以及由此发展出的能力。

以上五个特点与流畅感的特征有着相通之处——明确目标与回馈、控制感、全神贯注、看重事物本身的动机及挑战，不仅适用于父母与孩子之间，也适用于夫妻关系以及其他的家庭关系。这些特点就像幸福家庭画卷的五种原色，每个家庭都可以基于这些原色调制出属于自己的幸福色彩。然而，万变不离其宗的是，若要一个家庭始终充满活力，则需要每一个家庭成员都不断地投注精神能量，那些促进家庭关系和谐的原则和技巧只有在家庭成员都不吝惜将注意力投入到家庭生活中时才能彰显其功效。

夫妻：共享目标，用爱沟通

深夜的广场上，完治、莉香互道再见。“不要睡过头了”“做个好梦”……你一言我一语的对白默契似情侣。“再见”说过很多声却无人转身走掉，莉香说：“这样下去我们永远都回不了家了，这样好了，我们喊‘一、二、三’，一起向后转。”两人齐声喊“一、二、三”之后，完治转身，莉香却留在原地，看着他的背影。冥冥之中，完治亦回头，莉香大喊“丸子”，并向他奔去，被他抱起，说“我喜欢你”。

这是日本偶像剧《东京爱情故事》里的经典场景之一，曾经叩开了无数少男少女的心，燃起他们对爱情的憧憬与向往。然而，现实中的两性关系却常让我们发出诸如此类的感慨：什么是真爱？怎样才能使爱情天长地久？

爱情似乎永远戴着玫瑰色的面纱，美好却神秘。幸而美国耶鲁大学就有一位心理学家——罗伯特·斯坦伯格(Robert Sternberg)专门研究爱情。他经过细致的研究，对“爱”做了一个因素分析，他发现：爱情有三个要素——第一个要素叫“激情(passion)”，即是大家熟悉的、来得快也去得快的“激情”；第二个要素叫“亲密(intimacy)”，就是那种相知相惜、细水长流的温情、亲情与友情；第三个要素是非常重要的，叫“承诺(commitment)”，是理性与意志上的抉择与承诺。现在，你可以对照这三个要素来审视一下自己的爱情，或许可以帮你解答两性关系中的某些症结，当然更重要的是，健全的爱情模式会让你减少在互动关系中产生的“精神能趋疲”，增加流畅感。

对处在爱情中的两个人，婚姻是给对方最好的馈赠，它赋予了“承诺”这一爱情要素实际的意义。从深度心理学的角度来看，每个人的心理需求都在不断地改变。比如，一个女孩子恋爱的时候，可能会受到一个父亲一样的人的吸引，觉得这个男人很稳重，给了她安全感，可以保护她。但是这个女孩子是会长大的，到了一定的程度，她就会觉得“这个人怎么什么事都管我”。那时，这个女孩子心中所要的可能是一个小弟弟型的，可以让她疼。一个男人本来很喜欢小妹妹型的，可以让他照顾，让他疼惜，但如果对方总是像小妹妹那样依赖他，他又觉得受不了，巴不得找到一个可以保护他、在事业上帮助他、妈妈型的女人。若是没有承诺，两个人就可能随着这种变化分崩离析。承诺对于婚姻来说固然重要，但仅仅依靠承诺、没有智慧的婚姻也不会长久，至少不快乐。对方每一次心理需求的变化对你来说就像是一个个挑战，你必须发展出与之相匹配的能力来应对。也就是说，对方变了，你也要变，而不要总是抱怨“是他/她变了”，这只能加大两个人之间的鸿沟。因此，当你发现曾经寻求呵护的小女孩已然长大的时候，不妨收起你的保护伞，让她为你做做主。当那个帮你搞定一切的男人感到疲惫的时候，你也可以试着给他一些依靠。

台湾身心灵作家张德芬在她的《两个好人却没有好婚姻》一文中如此描述父母的婚姻：“我的母亲是个很好的人，自小就看到她努力地维持一个家。她总是在清晨五时起床，煮一锅热腾腾的稀饭给父亲吃，因为父亲胃不好，早餐只能吃稀饭。还要煮一锅干饭给孩子吃，因为孩子正在发育，需要吃干饭，上学一天才不会饿。每星期，母亲会把榻榻米搬出去晒，晒出暖暖的太阳香。下午，母亲总是弯着腰，刷着锅子，我们家的锅子每一个都可以当镜子用。晚上，她蹲在地上擦地板，家里的地板比别人家的床头还干净。然而在父亲的眼中，她却不是一个好伴侣，我成长的过程中，父亲不止一次地表示他在婚姻中的孤单，不被了解。我的父亲是个负责的好男人，他不抽烟、不喝酒，工作认真。他喜欢下棋、练书法，沉浸在古书的世界。他是个尽责的父亲，在孩子们眼中，他就像天一样大，保护我们、教育我们。只是在母亲的眼中，他也不是一个好伴侣，我成长的过程中，经常看到母亲在院子的角落，暗暗地无声掉泪。父亲用语言，母亲用行动，表达了他们在婚姻中所面对的痛苦。”所幸的是，她在自己的婚姻生活中找到了问题的答案——做“对方想要的”，而非自己“想给的”。我对此深有同感，回想那些不快乐的生活片段，并不是因为自己吝惜在婚姻中付出，而是太强调自己的目标，于是，就会不自觉地按照自己认为好的方式去影响对方。这么一来，对方常常“不领情”，因为他也有自己的目标，这种强加的“善举”反而使他感到自己的目标被抹杀。比如，我和先生一起外出旅游，他喜欢静默地感受风景，而我总是乐此不疲地将风景装进相机里，这时候我们的目标就发生了冲突，步调变得不一致，结果两个人都因目标受阻而不开心。现在看来，我们全然忘记了婚姻是妥协的开始，两个原本不同的人走到一起就意味着源源不断的冲突，“精神能趋疲”的出现也必将是一种常态。如果我们适当地放弃自己的目标，兼顾对方的目标，情况就会有所不同——慢慢地，我们开始共享目标。转回到刚才的例子，我和先生会一起投入地沉浸于此时此地，也会愉快地拿起相机捕捉三两美景，我们将所有的精神能量都倾注到了共同的目标上，这样的感受何其美妙！

很多人都读过香港言情小说作家张小娴的散文，在她众多对爱情的经典总结中，有一句耳熟能详：“世上最遥远的距离不是生与死，不是天各一方，而是我就站在你面前，你却不知道我爱你。”爱的连接是婚姻持久的秘诀，但即便是同处一室的夫妻也未必能让对方时时感知到爱的讯号，很多不快和矛盾也都源于“我就站在你面前，你却不知道我爱你”的尴尬。关于如何相互沟通、表达关爱，美国的盖瑞·查普曼博士（Dr. Gary Chapman）写了一本书，叫《爱的五种语言》（The Five Love Languages），这本书持续50周出现在《出版者周刊》的畅销书排行榜上，被译成20种文字在全球发行，十年间销售突破了100万册。他在里面谈到，人有五种爱的语言:第一种是精心的时刻(quality time),即花高品质的时间跟对方在一起。在和对方共处时,一定要全身心地投入,不要吝惜动用你的精神能量来用心陪伴对方,感受对方的感受。第二种是精心的礼物(gift),重点在精心,而不在于花多少钱。第三种是服务的行动(acts of service),也就是说,在对方需要帮忙的时候,你要尽量主动地提供帮助。第四种是身体的接触(physical touch)。很多时候,口语上表达不出来的爱可以借着身体的拥抱让对方感受到,尤其对女性来讲,亲密的、非性的拥抱更容易让她们感受到爱意。第五种是肯定的语言(words of affirmation),也就是赞美的话。看到对方的好处,就称赞他;感激对方的时候,可以直接告诉他,也可以通过电话表达对对方的鼓励、感激和想念。情感专家黄维仁博士在他的"亲密之旅课程"中特别提到了这五种爱的语言,他认为我们每个人心里都有一个"情感账户",每次你让对方开心,做了一些让对方高兴的事,就是在对方的账户里存了款;每次你让对方哭、受挫折、受痛苦,就是在对方的账户中提了款。我们若能巧妙地运用这些爱的语言,就是在不断地为"情感账户"存款,也一定会在婚姻关系中感觉良好。

亲子:安全型依恋与乐观的品质

凌晨3:00,儿子再次从梦中醒来,小手小脚蹬个不停,嘴里发出吭吭唧唧的声音……我睁着迷蒙的睡眼,看着小家伙每晚滚动播出的"吃奶前奏曲",只待响亮的哭声喷薄而出,就立刻起身将他抱起,给他"充电"! 昏黄的灯光下,儿子的小脸微醺,眼睛紧闭时,长长卷卷的睫毛看上去有些俏皮。只见他有力地甩了甩脑袋,扑向目标,随即娴熟地将樱桃小口摆成标准的鱼嘴状,津津有味地吸吮着他的专属"口粮"。乌溜溜的黑眼睛带着浓浓的睡意,时而睁开,时而合上,透出"游刃有余,尽在掌控"的淡定与怡然,吃到尽兴时便"啪"的咂一下嘴,大功告成般的闭上双眼,瘫倒在我的怀中。片刻之后,总不忘嘴角上扬,露出满意的甜笑……此时的我,静静地凝视着他,疲惫也快乐。

这是初为人母的我生活中每日重复出现的画面,一开始我也觉得难以适应频繁地哺乳,尤其是从熟睡中一次次起夜是件非常辛苦的事情,但当温热的乳汁流入孩子小小的身体,温暖的怀抱激起孩子幸福的笑容时,这些画面似乎被着上了明媚的色彩,成了生命中珍贵的流畅体验。美国的一位儿科医生威廉·西尔斯(Willian Sears)和他的夫人18年间共生养、哺育了8个孩子,在养育和母乳喂养方面都颇有心得,他们合著的《西尔斯母乳喂养全书》详尽地阐释了母乳喂养的意义和方法,更重要的是鼓舞了新手妈妈们通过母乳喂养与孩子建立爱的连接,让那些重复的、冗长的、有些疼痛的哺乳过程变得充满了价值，犹记得书中讲到哺乳的辛苦时，有一句话特别鼓励人："宝宝在你怀里、在你胸前、在你床上的时光转瞬即逝，但它带来的信任和亲情会持续宝宝一生。"

的确，哺乳的意义远远超越了供给孩子成长的养分，而孩子对母亲的依恋也不仅仅是因为需要有人喂养。一位研究爱的心理学家哈里·哈洛(Harlow)早在1969年就通过对恒河猴的实验得出了结论：依恋并不是对内部驱力如饥饿的简单反应。实验中，幼猴在出生后不久即被与母猴分离。然后，向幼猴提供两个玩具母猴作为母猴替代物：第一个玩具母猴是由铁丝网做成，第二个玩具母猴由毛绒布和泡沫橡胶做成。两个玩具母猴都可以在胸部附加奶瓶，供幼猴取食。实验的目标是要观察：是毛绒布的柔软触感还是食物的获取决定着幼猴依附哪个玩具母猴。结果表明，幼猴会依附于毛绒布做的玩具母猴，无论它是否提供食物，并且当毛绒布玩具母猴在附近时，幼猴有更多的探索活动。显然，毛绒布玩具母猴向幼猴提供了一种安全感，这是幼猴产生依恋的原因。后来，发展心理学家安斯沃斯(Mary Ainsworth)将依恋划分为了三种类型：安全型依恋、焦虑—抵抗型依恋(非安全型依恋)、焦虑—回避型依恋。安全型依恋的孩子当母亲在场时会自由地进行探索、与陌生人打交道，在母亲离开时会表现得心烦意乱，但当看到母亲返回时马上又变得开心起来，主动与母亲亲近，重建自己的安全堡垒，随后又很快平静下来，再次投入到探索、玩耍之中。一个孩子能否拥有乐观的品质、在生活中时常体验到流畅感，很大程度上取决于父母是否给予他/她无条件的接纳与爱，这有助于孩子对父母安全型依恋的形成，为日后无所畏惧地探索世界奠定了基础。否则，孩子不得不将一部分精神能量用于保护自己，以弥补缺失的安全感，可以自由支配的精神能量少了，孩子便无法全身心地投入到其他有意义的活动之中。从这个意义上来说，乐观品质的形成与亲子互动中安全型依恋的建立不无关系。当父母能够以响应和适宜的方式满足孩子的需要时，孩子更易于形成安全型依恋，同时，这一方式的互动本身就能给父母和孩子都带来流畅感。安全型依恋的孩子在和父母的相处中会表现得自信且有主见，探索世界时有着更多的热情，解决问题时更有恒心，受到挫折时更会去求助或寻求慰藉，他们会有更多的人际交往，并能得到他人更多的积极回应，从而拥有良好的人际关系，而良好的人际关系又为他们带来了更多的流畅体验。

6.3 社会关系的力量

传递力量的人际支持系统

团体心理辅导课上，教室里弥漫着轻柔的音乐，一群年轻的大学生们正闭着眼睛，跟随我的指导语进行一个叫“生命蜘蛛网”的冥想练习。他们要做的是：在手中的空白A4纸上画一幅蜘蛛网，在老师的引导下回忆自己人生中最艰难的历程，并思考是什么支持自己最终度过难关的？如果是自身的因素（例如性格、勇气、品德等），就把这些因素写在蜘蛛网的最中间；如果是其他人的帮助，就在蜘蛛网上找一个自己认为合适的位置，用自己明白的符号把他们标注出来。再想一想，如果将来又遇到重大的挫折或困难，还会有哪些人能够给予自己帮助或支持？同样在蜘蛛网上找一个自己认为合适的位置，用自己明白的符号把他们标注出来。

一段时间的静默之后，一幅幅“蜘蛛网”被添加上了生命的印迹。网的中心是有助于战胜挫折的自身因素，但仅有这些因素显然是不够的，外面密密匝匝标注的是生命中帮助过自己的重要他人，这是人们在面对挫折时不可或缺的人际支持系统。从内到外，家庭成员（如父母）往往被大家最先提到，然后是按照关系的密切程度或是某些特殊的经历依次向往延伸的其他支持力量。通过学生们的分享，我看到“蜘蛛网”中每一个重要他人的呈现都像一双双温暖、有力的大手支持着他们直面生活中的挫折和困难，这张生命之网越是丰满，分享者的神态越是坚定，声音也越是铿锵……

这个练习的目的在于引导学生们勇敢地面对挫折、压力和冲突，了解这是人生必经的过程，懂得每个人生命当中都有重要他人的支持，并进一步确立自己的人际支持系统。事实上，早有研究者将人们应对挫折的能力与所拥有的人际支持系统联系起来。19世纪末，社会学奠基大师涂尔干(Emile Durkheim)在欧洲各地搜集资料，研究影响自杀率的因素，他的结论是：独居者最可能自杀，结婚的人自杀率比较低，结婚有小孩者自杀率更低。总之，社会规范、联系与义务越少的人，越可能自杀。一百多年以来，又有大量的研究证实了涂尔干的论断。研究发现，如果你想预测一个人有多快乐或他/她可以活多久，就应该去了解他/她的人际关系。拥有强大的社会支持系统可以强化个人的免疫系统、延长寿命，手术后能快速痊愈，还能降低罹患抑郁症和焦虑症的风险。

我们与他人互动并紧密联结的行为满足了归属与爱的需要,并由此带来了积极的情绪体验。同时,当人们在人际交往中感觉良好时,更有可能对他人表现出友好和帮助,这是20世纪70年代由心理学家爱丽丝·伊森(Alice Isen)得出的结论。实验中,她通过送出让人意想不到的礼物(如一盒饼干或一套文具)或是让人得到一小笔横财(比如在公用电话旁发现10元钱),来让一组被试感觉良好,相比没有收到礼物的另一组被试,这些人更愿意帮助一个陌生人捡起掉落的文件,更愿意花时间帮助他人。人际交往产生的积极情绪就像会传染一样,能引发对你和你周围人具有积极意义的连锁事件。

电影《把爱传出去》(Pay It Forward)讲述了一位社会学教师尤金有一天给自己班级的学生布置了一项特殊的家庭作业——"让世界变得更美好"。班里的一名学生特维决心从自己做起,因为他相信做善事一定会有回报。于是,他想出了一个办法,帮助他人,并让接受帮助的人再去帮助其他人。他不索求任何回报,只是希望人们能将得到的帮助一级级传递下去……从心理学的角度分析,"传递爱"的行为之所以能得到响应,是因为受助者收到了意想不到的好意后会非常感激,这种积极的情绪使得他们振奋和崇高起来,愿意将自己的积极情绪向外转化,为社会增添更多的善意。正如积极情绪在你身上激起了良性循环一样,一旦你将你的积极情绪释放出来,它就点燃了人与人之间的这些循环,随着这些循环的继续,你和其他人按照你们的良好感觉,被激发着进一步地一再行动,在人际间创造出更多的良善与和谐。

朋友:良性互动与自我成长

在我展开这个话题之前,耳边一直萦绕着一首歌——周华健的《朋友》:"这些年一个人,风也过雨也走,有过泪有过错,还记得坚持什么,真爱过才会懂,会寂寞会回首,终有你终有梦在心中。朋友不曾孤单过,一声朋友你会懂,还有伤还有痛,还要走还有我……朋友一生一起走,那些日子不再有,一句话一辈子,一生情一杯酒……"脑海中则浮现着已走过的生命历程中各个阶段的朋友,这首朋友聚会时常常点唱的歌曲此时正唤起了我与朋友相携相伴的美好记忆……

培根说过:"最可怕的孤独是没有真诚的友谊。"朋友是人际支持系统中重要的一环,人们在与朋友相处时往往心情最好,从朋友那里得到的信息与情感反馈可以使一个人更清晰地认识自己,促进自我成长。精神分析学派鼻祖弗洛伊德的女儿安娜·弗洛伊德(Anna Freud)在上个世纪40年代对二战后在集中营中共同度过依恋形成关键期的6个德国犹太裔孤儿进行了追踪研究,发现他们之间形成了极其亲密的情感联结，彼此之间有强烈的依恋感，在相互交往的过程中表现出很强的亲社会行为——能够分享、相互帮助、相互抚慰。正是同伴之间的相互支持，避免了他们出现更多的发展问题。由此我们可以推测，如果一个人(尤其是青少年)在家庭生活中无法获得安全与温暖，他/她必然会将大部分的精神能量投入到同伴关系中。希斯赞特米哈伊等人于1984年通过经验取样法(ESM)考察了在不同社会情境(单独一人/父母相伴/朋友相伴)下的体验品质变化，结果显示：快乐与坚强两项在独处时均显低落，有朋友相伴时较佳，动机则是在有朋友相伴时格外明显。并且，在对成年人以及不同国籍的人进行研究时也得到了类似的结果。这是因为人们在与朋友相处时既能畅快地共享乐趣，远离工作、家庭的繁琐之事，又能拥有充分的自由，朋友不会像父母或伴侣那样试图约束或改变你，因此，很多流畅体验都发生在朋友之间。

人们在选择朋友时，一般会遵循相同的兴趣爱好、相同的目标、相同的价值观、相同的人生经历等，这种同质性会自然而然地引发更多的理解和支持，也是朋友相处易于产生流畅体验的一个重要原因。团体心理辅导作为一种经常运用的心理治疗形式，即是通过招募具有某种同质性的个体，使他们在团体动力的驱动下，共同面对、解决某类问题。这种治疗形式其实是对现实生活中朋友间互动模式的模拟，而真正的友谊也正是借助建设性的人际互动为彼此带来成长。有研究者让被试描绘他们的好朋友，由此了解好朋友的特征是如何影响人际关系的。结果发现，被试罗列的对人际关系影响最大的特征通常与一个人的核心品质(如诚实、忠贞、善良等)有关，而那些相对不重要的特征则包括朋友的地位、魅力、身体健康、技能和成就等。这能够帮助我们甄别朋友的哪些特征有助于我们建立互助、持久的人际关系，从而在交友时将这些特征作为重要的评价标准。我们要明确的是，与朋友相处并不是为了逃避孤独或是满足口腹之欲、寻求短暂的快乐。真正的友谊需要朋友之间拥有共同的愿景和目标，在人生的一个个挑战面前相互支持、相互激励，这种源源不断的精神能量的投入是维系友谊、获得流畅感的关键。

本章小结

这一章我们探讨了大家最为关心的问题——人际关系，正如英国17世纪传教士兼诗人约翰·邓恩(Johu Donne)所说的“没有人是孤岛，没有人能自全，每个人都是大陆的一小片，主体的一部分”，我们的生活满意度与身心健康、和谐的人际关系息息相关，不仅如此，流畅体验也常常出现在良好的人际互动中。因此，我们首先剖析了人际关系的微妙之处——是烦恼之源，也是快乐之源。有大量的研究证实，人们由于合群的本性，所以无法孤立于人际关系之外，然而独处的状态也非无利皆弊，独处的价值体现在是否选择了能够调动自身精神能量、有助于自我成长的活动内容。同时，我们介绍了一些在人际间捕获流畅感的一般方法，当然，这只是笔者认为比较重要的、具有代表性的内容。

接下来，笔者对人际关系中两个主要的构成——家庭和家庭之外的社会关系分别进行了探讨。在家庭关系这一部分，我们先是解答了具有何种特征的家庭其成员更易于获得流畅感，而后对夫妻“沟通”的问题、亲子“依恋建立”的问题进行了探讨，这些都是构筑幸福家庭的要素。

最后，我们肯定了家庭之外的社会支持系统所具有的强大力量，探讨了如何将这种力量进行传递。另外，虽然流畅体验常发生在朋友之间，但前提是必须区分真正的友谊与群聚之乐的不同，因此我们又对这一问题进行了说明。

第7章　流畅感与活在当下

走路时，生命在脚下这一步；呼吸时，生命在当下这一秒。

——一行禅师

“活在当下”是时下盛行的一种人生智慧，对于在生活中找寻不到意义感却又“无谓假忙”的现代人更是充满了强大的正能量，十分发人深省。“昨日已成历史，明日还未可知，此刻是上天的赐予（gift），所以我们称它作‘当下’（the present）。”这句话生动地诠释了当下的价值，也促使我在本章中将“活在当下”的人生智慧作为促成流畅感的一个要素来进行探讨。

我认为，流畅感的获得与专注于当下的活动不无关系。通过第二章中对流畅感涵义与特征的详细介绍，我们发现那种“忘我漂流”的美好体验既不会出现在对过去的追忆中，也不会发生于对未来的憧憬中，而只可能存在于尽在掌控的当下。然而，人们对于当下的忽略却正在影响流畅感的产生，这就好像你明明正在洗碗，却偏要想着洗完碗后喝茶的惬意，可当你真正开始喝茶的时候，又开始想着其他或已过去、或将发生的事情，这样的状态与流畅感的九大特征中的绝大部分都相违背，自然阻碍了流畅感的产生。不仅如此，若是一个置身于悬崖峭壁的攀登者将意识与行为稍稍脱节，那他/她的损失就不止无法获得流畅感这么简单了，可能失去的将是生命。反过来，若是我们像敬畏生命一样专注于人生的每一分、每一秒，那流畅感也就不难寻觅了。

因此，本章的第一部分将改变人们把能量过多地投入到未来的生活方式，引导人们顺其自然，并动用自己所有的身体感官用心感受当下。本章的第二部分主要从遵从自己内心的声音出发，促使人们在真我的驱动下，更好地享受当下的生活。

7.1 回归当下

停止"做准备"的生活

一位商人坐在岸边，看见一位满载而归的渔夫划着小船向他驶来。

商人问渔夫："捕这么多的鱼需要很长时间吗？"

渔夫回答："不，不需要太长的时间。"

商人又问："那你为什么不多在海上待一会儿，捕更多的鱼呢？"

渔夫回答："这些鱼足够我养家了。"

商人再问："除了捕鱼，你一天还干嘛呢？"

渔夫回答："我清晨出海捕鱼，回家后就和孩子们玩。下午，我和太太一起睡午觉。晚上，我和村里的朋友们一起喝酒、弹吉他、唱歌、跳舞。"

听完渔夫的回答，商人说："我是一位商业管理学的博士，我可以帮你成为更成功的人。从现在起，你应该花更多的时间在海上捕鱼。当你存够了钱，就可以买更大的渔船，捕更多的鱼。然后，你就可以买更多的船，捕更多的鱼。不久，你就可以有自己的渔业公司，加工鱼罐头并建立自己的销售网。然后，你就能从这个小村搬到首都去住。在那里，你可以设立公司的总部，并经营各地的分公司。"

听完商人的话，渔夫问："然后呢？"

"然后，你就可以成为一家之皇。在恰当的时候，让你的公司上市，那时你就发财了！"商人大笑着回答。

"那再然后呢？"渔夫又问。

"然后，然后你就可以退休了。你可以搬到一个小渔村去住，早上出海，悠闲地捕几条鱼后，回家和孩子们共享天伦之乐。下午，和你的太太睡个安静的午觉。晚上，可以和你的朋友们喝酒、弹吉他、唱歌、跳舞。"商人得意地给渔夫描绘着他的美好未来。

渔夫不解地问："我现在不正过着这样的生活吗？"

相信很多人和我一样，不止一次地读过类似的寓言故事，哑然失笑的同时，你是不是也看到了自己的影子？只是我们大多不是"愚钝地幸福着"的渔夫，却像极了"精明地辛苦着"的商人。我们努力将自己的人生规划得井井有条，一个目标紧接着一个目标，于是，有人生动地总结了这一"活在期待中的人生"："起初，你想进大学想得要死；随后，你巴不得赶快大学毕业好开始工作；接着，你想结婚、想有小孩又想得要命；再后来，你又巴望小孩赶快长大、赶快上学，你好重新投入工作；之后，你又想退休、想儿女成家、想抱孙子想得要死……直到有一天你真的快死了才忽然明白，你一直忘了真正去活……”在实现目标、兑现期待的过程中，我们想象的是未来生活的完美画像，却错过了当下的繁花盛景。

此时，记忆的洪流将我带回到十多年前。那时我刚刚考上大学，寒窗十二载的辛苦终于画上了句点。可是，曾经一次次憧憬的“考上大学就好了”的美好生活并没有如期而至，新的梦想迅速削减了我感知当下的能力。“我要出国深造!”内心中呼喊着这样的口号，于是，我开始一边做着徜徉于大洋彼岸的瑰丽之梦，一边心无旁骛地准备着GRE、TOEFL等出国留学考试，对于周围同学专注于学习、恋爱、出游、美食、各种校内外活动等行为，我打心眼里感到不屑，颇有些“燕雀焉知鸿鹄之志哉”的自负！我像戴了茶色眼镜一般，感觉周遭的一切都是单调无味的，满脑子想的都是有朝一日能够进入梦寐以求的国外名校，在那里真正展开自己的美好生活——学习、恋爱、出游、美食、各种校内外活动……回头看看，这样的想法真让人啼笑皆非，自己辛辛苦苦想要的生活其实早已唾手可得，可我却视而不见，孤芳自赏地终日行进在为未来做准备的路上。暂且不论新的目标能否实现，单是这本应更丰富的青春时光就让人扼腕叹息，错失了十分可惜……

我们应该为自己的目标奋斗，但这要建立在充分享受当下的基础之上。如果每一次奋斗都要以牺牲当下的生活为代价，那么，所有的“美好明天”都不过是“水中月，镜中花”罢了，即便拥有，也仅能换取一个如流星般划过的片刻满足，我们还来不及享受，就将一路狂奔向新的目标。美国一所大学做过有关“彩票中大奖后幸福感能维持多久”的调查，发现中大奖后幸福感最多只能维持三个月。这说明，如果你抱着“中奖之后一切都好了”的想法买彩票，终究是会失望的，但你若能充分享受精心选号、设计投注、等待开奖等每一个当下的过程，就能获得更为持久的快乐。

世界闻名的越南高僧一行禅师说过：“人生最强烈的满足感、最深的喜悦感与圆满感不在遥远的将来，而在下一次你对当下呼吸与微笑的觉知当中。”诚然，在为未来做准备的过程中，我们也能因目标的实现体验到满足感、喜悦感，但这种感觉就像在描摹的画卷上又添上了一笔，再完美却仍只是在画中，永远没有身临其境的感受来得恒久与深刻。那么，当你忙碌于为未来一次次做准备时，也请这样问问自己：“什么时候你才觉得够了？够了之后要做什么？如果你此刻觉得不够，什么时候才会够？在那之前，你得再赚多少钱？你得再累积多少成就？然后你要做什么？你的生命会呈现出什么样的面貌？那将与现在的局面有哪些本质的不同？你真的会更快乐吗？……”如果你找到了这些问题的答案，或将放缓“做准备”的脚步，在当下的时光里驻足品味，因为，你已隐隐地察觉到：不断“拥有”并不能使你更快乐，学会“享受已拥有的”才会更快乐。

“臣服”胜于“征服”

一个在严峻的峭壁上经过多年练习的女子成了“攀爬”的高手，爬山对她来说就像呼吸一样自然，后来甚至不再费劲，她的身体自然而然就会往上爬。这个女子征服了一座又一座高峰，她为自己的成就高兴极了。终于有一天，当她准备开始下一段人生旅程的时候，极目望去的却是一个蓝得好美的湖。可是，她爬了一辈子的山，却从未见过湖，也不知道什么是湖，面对这片陌生的、一望无际的水，她认定这是一座特别的、蓝色的山，要继续以后的旅程，就要先翻越这座蓝山。于是，她来到湖边，用她练就的技巧，尝试着“攀”过去。一开始，她弄不懂为什么毫无进展，而且还把自己累得半死，只好再次集中全身的力量，更用力地“爬”，前脚接后脚，一步又一步，两手还拼命想去抓那些蓝色的“岩石”，但终究是白费力气，她不停地往下沉，却一寸也前进不了。山里来的女子几乎想放弃了，就在这时，她看到有个男子浮在湖面上，双手和双脚轻柔地动着，整个人在水上优雅地向前滑行。正当她为自己的攀爬技能用之无门感到诧异、沮丧的时候，男子游了过来，告诉她爬山的技巧在水里根本用不上，如果想要越过这个湖，就得掌握一套截然不同的技巧——完全向水的力量投降，你愈不刻意用力，就会游得愈好。就这样，山里来的女子在湖里男子的帮助下开始学习新的技巧，慢慢地，她学会了浮在水面上，让微风和波浪轻轻地带她向前，直到她彻底放松，不再使劲。山里的女子由此领会：全然放松竟和奋力向前一样有力。

以上是《活在当下》(Real Moment)的作者芭芭拉·安吉丽思女士根据自己的生活状态写的一个隐喻故事。她也曾像这个山里来的女子一样，以为凡事都要用十二分的努力去打拼、去奋斗，这样才能不断获得新的成就，体现人生的价值，可她却忽略了另一种同样能带给生命喜悦感与满足感的技巧——单纯地活着的力量。于是，她容不得平心静气地留驻在当下，顺其自然地做当下该做的事情，认为令人生完美的唯一方式就是毫不懈怠地向上攀登。你会发现，生活中这样的人很多，或许自己就是其中之一。在写作本书的过程中，我正经历着人生的重要转折——为人之母。原本以为，晋升为母亲是件纯粹幸福的事情，没想到当新生命真的来到时，满心的喜悦很快被五味杂陈的情绪吞噬。从医院把儿子抱回家，只见他努力睁开稚嫩的双眼，眼珠转来转去地环顾四周，似乎也感知到自己来到了一个新的环境，认真地审视着这是一个怎样的家庭。这一幕不时在脑海中浮现，让我真实地感觉到生命中又一个重要他人的进入，于是猛然意识到此刻将是一个人生的分水岭，对充满变化的未来既期待又担忧，竟有些不知所措了。接下来的日子，我和家人开始全面料理儿子的吃喝拉撒睡。然而，要掌握好小家伙的生活规律，有条不紊地完成每项"工作"并非易事，生活节奏立刻变得紧张起来。儿子的每一次躁动不安、每一次响亮的啼哭都成了不可违抗的"军令"，每天的时间就在一次次重复的喂奶、拍嗝、擦洗、更换纸尿裤、哄睡中匆匆而过，一轮战斗刚刚结束，新的战斗又即刻打响，永无止境。这时，想成为一个十足的自由人，拥有可以任意支配的时光简直是不可想象的。于是，在身陷养育琐事的过程中，我常常心情低落，想着时间就这样一分一秒地被"浪费"掉，一种"攀爬"无门的低成就感立即在心中盘旋不散。是的，多年来，在我的心目中，那些最重要的事情都与工作、学习有关，我也像那个山里来的女子一样，只能体会在山间向上攀爬的乐趣，却不知如何在湖中随波而动。直到有一天，我将自己的疲惫与焦虑向好友和盘托出，她的一句话点醒了我："产假本来就是给你全心全意照顾孩子的，为什么要想那么多，这些事情以后不可以做吗？"是啊，为什么我就不能全然放松地沉浸在此时此刻，在儿子生命最初的几个月里全身心地陪伴、照顾他呢？那些所谓的目标真的比当下的生活更重要吗？当儿子转瞬长大的那一天，我该多么怀念这些陪伴的时光啊！人生路上，我们努力追求不平凡，到头来却会失去许多平凡的幸福，而平凡的幸福或许就在那一次次随波而动的恬淡之中吧！

"随波而动"其实正蕴含着"臣服"的智慧，它不是说消极地去接受你生活中出现的任何情况，不去做任何努力，也不是说停止制订计划或采取积极的行动，而是一种随生命流动而不逆流而上的状态。你唯一能体会到生命流动的地方就是当下时刻，所以臣服就是无条件、无保留地接受当下时刻。焦虑、紧张、不安、恐惧、愧疚、怨恨等"精神能趋疲"的产生都是由我们对过去和未来强迫性的关注以及对当下时刻的拒绝所引起的。由于这种拒绝的心理，我们很容易错失当下的时刻，也就错失了能够带来真实感受的机会。回到上文中我提到的养育孩子的例子，我的消极情绪都源于能否实现工作目标这一对未来时刻的关注，但如果我完全接受了当下的生活状态，将所有的精神能量都聚焦于养育孩子这一当下时刻正在进行的事件上，就会从"精神能趋疲"的困扰中摆脱出来，我将更深刻地体验到投入当下所带来的流畅感。那么，在下一个"当下"到来的时候，我又会非常愉快地投入其中，不再因错失过去而感到痛苦，也不为能否把握未来而恐慌，我只是“随波而动”地留驻于“当下”，创造接踵而来的流畅感。

临于当下的喜悦

美国一项最新研究显示，花钱买人生体验比花钱买实物更容易带给人快乐，性格外向、乐于接受新生事物的人更愿意为购买新鲜体验（如购买音乐会入场券、安排周末假期等，而不是到商场购物）“出血”，并且这类人的生活满意度更高。研究人员将这类人称为“体验型消费者”，他们认为，体验型消费之所以能给人带来幸福感，一方面因为这往往是和他人共同参与，从而让人们心理联结更加紧密并且能够追忆这些体验，另一方面在于适应和参与的过程会让人感觉自己充满活力，会因持续的收获带来长久的快乐。物质型消费则不同，从你拥有的那一刻开始，喜悦感就在逐渐减少。我们可以将其概括为“享有”比“拥有”、“过程”比“结果”更让人快乐，但并不是每个人都懂得如何将自己的精神能量集中于正在发生的体验上，于是矛盾出现了：我们奋力地为自己囤积更多的房子，却无心宅在家里伺花弄草、安享闲适；我们精心地为自己策划一次次旅行，却在亲临风景时走马观花、行如吞枣……

从我的办公室走到学校的行政楼大概需要 10 分钟的时间，我常去那里开会、办事。每一次出行，我都会感叹路途的“遥远”，总是尽力地打发路上的无聊时间：要么在脑中构思刚才被打断的工作，要么掏出手机边走边给朋友打通电话。我步履匆匆地穿行于办公室与行政楼之间，对周围的风景视若无睹。直到有一天，我陪其他学校来访的老师们参观校园，途经的正是这段被自己走过无数次却从未细心品味的风景。我们缓缓地踱步于美丽的中心湖畔，任初夏的凉风轻拂面庞，沉醉于草丛中沁人心脾的栀子花香，看着年轻的学子们三五成群地躺坐在湖边，听着湖面嬉戏的白鹅不时“高歌”……老师们对校园的环境啧啧称赞，我也惊慕于眼前的美景，原来，自己一次次试图打发的无聊时间竟然可以被如此美美地品味！我由此获得的愉悦是那么的真实而饱满，这种感受是脱离于这一时刻之外的任何活动所无法创造的。

遗憾的是，很多时候我们都是“人在心不在”，我们在听却不知所云，在吃却不解其味，在看却不见其形，我们总是急切地操心着下一刻将要发生的事情，无法将精神能量完完全全投注于当下。比如，洗碗的时候我们一心想着泡好的茶等着自己去喝，于是匆匆忙忙地把碗洗完，仿佛这是一件很讨厌的事情，那么我们就错过了洗碗这个当下，不是“为了洗碗而洗碗”。因此，当我们站在洗碗池边的时候，也就完全感受不到洗碗带来的真实体验。如果我们无心洗碗，那我们也同样无心喝茶，喝茶的时候我们只会想着其他的事情，根本意识不到手中的茶杯和散发着清香的茶水。这样，我们就会不断沉浸于对未来的遐思中，不能真正过好生命中的每一分钟。聪明的做法是，洗碗的时候就应当只是洗碗，并且对"自己正在洗碗"这一事实了然于心。洗碗虽然是一件很简单的事情，但如果你能专注地做好类似于洗碗的任何一件小事，也就逐步养成了拥抱当下时刻的习惯，就能掌控自己的精神能量不四处逸散。正如一行禅师所说："只要排除杂念，长久保持心境之清明，回归当下并觉察到蓝天、孩子的微笑以及美好的日出，平和与喜悦便触手可及。"

是的，当我们回忆起那些带给自己流畅体验的事情，哪一件又是脱离于当下之外的呢？在电脑键盘上十指如飞，出色地完成一项工作；在悬崖峭壁上奋力攀登，坚定地迈向新的高度；在花园阳台上怡然自得，潜心读完一本好书……每一个这样的时刻都容不得你的思绪任意游走，你只能深深地进入当下，否则，美好的感觉就不见了！最后，让我们一起遵照下面的指导语，在每一次呼吸中进入当下：

吸气，放松身体；

呼气，会心微笑；

沉浸于当下；

我知道，当下最美好！

……

7.2　重拾真我

"多就是好"的幻象

一位电影制作人正在拍摄一部名为《幸福》的纪录片，片中的女主角斯特罗贝尔是一位年收入40000美元的项目管理公司的总经理。她拥有很多东西：一套两居室、两辆轿车、大量的家居用品和摆饰品……但是，她感到挣钱后花钱的生活模式极其乏味，一点也不幸福。终于有一天，在谈论简单生活书籍和博客的启发下，她摒弃了这样的生活。她和丈夫史密斯开始将一些私人物品（如毛衣、鞋、书籍、锅碗瓢盆，甚至电视机）捐赠给慈善机构，最后他们还处理掉了轿车。在一家鼓励消费者仅仅使用100件私人物品生活的网站的刺激下，斯特罗贝尔也将她的衣服和化妆用品删选至这个数量。在斯特罗贝尔和史密斯开始精简生活三年之后，他们住在一个配有一间厨房的小工作室里，史密斯即将修完一个生理学博士的学位，斯特罗贝尔快乐地宅在家中，从事网站设计和自由撰稿的工作，她一年大约有24000美元的收入，足够他们俩的日常开销。夫妻俩依然没有轿车，但有自行车，同时他们也不再拥有另一样东西：30000美元的债务。现在，他们不仅有钱旅游，而且还可以给侄子和侄女的教育基金贡献一份力量。由于他们还清了债务，斯特罗贝尔便减少了工作的时间，留出时间进行户外锻炼，去从事志愿活动——她每周为一个名为“瑜伽式生活（living yoga）”的非盈利拓展项目义务工作大约4小时。

斯特罗贝尔和她的丈夫在寻求简单生活的过程中，舍弃了对物质的狂热追求，实践了自己热爱的生活，开始认识到“我是谁”和“我究竟追求的是什么”。我对以上事例的关注，源于自己也曾对“拥有更多”十分痴迷，当然，这也是现代人的通病。在电子商务如此活跃的今天，面对目不暇接的商品信息，我们很难按兵不动，经常是一番狂买狂购之后，发现很多东西根本不需要或是草草用过两次就永远地搁置到了一边。显然，我们一心占有的常是些可有可无的东西，更没能物尽其用，它们也为我们带来不了哪怕丁点儿的快乐和成就感。

与多数人不同，我的一位长辈却能做到像上文中的夫妇俩一样，用很少的东西、很简单的生活方式获得很大的快乐。退休在家的她从不用手机，而是将更多的时间花在人与人之间的直接交往上，静静体会人际互动带来的亲密感；她每餐吃得不多，也不会在意菜肴是否丰富、精致，但她会很认真地品尝每一口普普通通的饭菜，很满足，很享受；她有一把多年前友人相赠的算盘，换做旁人，这种“古老”的计算工具一定早被束之高阁，可她却珍爱如初，每天早上起床，先用算盘上的珠子搓按手脚，直到经血活络，再进行珠算半小时，直到手脑灵动；她仍住在十多年前的老房子里，也没再添置新家具，但她每天都把家拾掇得干净整洁、温馨雅致，宅在家里的时光也因此平添了几分安逸。

事实上，在“拥有更多”这一想法的牵绊下，人们将始终无心享受每一次真实的体验，更不会停下来发现自己真正想要的是什么，我们在停不下来的追逐中迷失了自我，也遗失了一个个感受美好的时刻。因此，以上事例正是想给大家一些“简化生活”的动力，这不是要阻碍我们不断追逐的脚步，只是提醒大家别以忽略已拥有的作为代价，更多并非更好。

期待别人的成就？成就别人的期待？

年老的母亲独自坐在偌大的房间里，除了整日守在电视机前漫无目的地翻看各种电视节目，就是习惯性地不时看一眼手机，期待着儿子打来电话。每当从电话里听到儿子的声音，老母亲总是非常开心。回想起春节时儿子一家回来陪自己过年的情景，笑容便不自觉地绽放在她被岁月印刻的面庞上。不知从何时开始，儿子便成了她生命的全部。过去，儿子若是高高兴兴地回家，将一天的经历侃侃而谈，她就会乐得合不拢嘴，儿子的成长与变化是她获得快乐的唯一源泉。后来，儿子长大离家，她仍然无心考虑自己的生活，还是痴痴地盼望着儿子回家，盼望着从儿子那里传来的一切消息……

手提行李的少年缓缓走向大学的校门，青春洋溢的脸上没有金榜题名的喜悦，分明写着未能如愿的困惑与无奈。这一次，他又不得不听命于父母，选择了不感兴趣的金融专业，来到了这个自己并不喜欢的学校。从小到大，他一直没有勇气拒绝父母的安排，成长的每一步都无一例外地渗透着父母的想法，印刻着父母人生之路的未尽之愿，久而久之，少年的心愿被父母的期待所掩盖，他就这样不自觉地被父母的期待牵引着，根本无法从心底感到快乐……

以上两个场景中的主人公都不快乐，前一个将自己的快乐寄托于他人的成就和快乐之上，后一个则将自己的快乐遗失于成就他人期待的过程中。他们有一个共性，那就是没有将对自我的特质、需求、价值观、目标等的清晰认识以及此时此刻的真实感受放在首位。当一个人的内心受制于他人的行为或是无法忠于自己的价值所向时，他/她是不可能在当下时刻获得流畅体验的，因为他/她正在放弃对每一个当下时刻的掌控。想想那个年老的母亲吧，如果她能将自己的注意力从对儿子无止境的期待中抽离出来，集中于自己当下的生活，她就能尽情享受电视节目的乐趣，或许还能在其他更有价值的事情中捕获令人振奋的流畅感。她将依然深爱着自己的儿子，却不会因这份执着的爱忽略当下的风景。还有那个郁郁寡欢的少年，如果他能勇敢地跳出父母的指挥棒，按照自己内心的真实想法自主地迈开成长的脚步，自然能够体会到更多的快乐……

一位在纳粹大屠杀中生还的作家，他改写一个古老的犹太故事时写了这样一段话——当你结束一生去天国，我们的造物主不会问："你怎么会找不到这件事或那件事的解决办法？你怎么没有成为民族救星？"在那重要的一刻，我们唯一要回答的问题只是："你怎么不曾做你自己？"

慢下来更有品质

对于我们身边的许多人来说，他们的生活总是跟世界同步的：每次一推出新的电子产品，从笔记本到上网本再到 Ipad，从游戏机到 PSP 再到 XBOX360，他们总是争相购买和体验。工作、结婚、生子、升职……人生的车轮像被安装了加速器,飞快地向前转动着。他们面对空寂会觉得很不自在,巴不得赶快把它填满。他们没有办法什么事也不做地度过一个安静的、没有事先安排的假期,他们一定会急匆匆地赶往一个早有计划的景点,或是在家里将电视、电脑统统打开,或是马不停蹄地为下一个目标做准备,总之,这类人容不得空闲和静默。然而,他们却经常会有这种感觉:生活中能令自己兴奋的东西越来越少了。因此,在按部就班的日子里,除了那些最新的电子产品还能激起他们的一点兴奋感,生活似乎很难再掀起什么彩色的浪花了。静下来的时候,他们经常会想起童年时与小伙伴们在打麦场玩耍的快乐时光,自己收到大学录取通知书的喜悦,当然,还有与初恋爱人那青春洋溢、充满激情的日子。那些美妙的时刻是他们曾经用心感受到的,而现在却是在不停的奔忙中一再地错过本该用心感受的真实瞬间,与世界同步的背后是与生活的脱节。长此以往,他们便陷入到了恶性循环之中:体会到的真实瞬间不够多,常常觉得十分空虚,因此不得不借着不停地做事情来填补空虚,当他们不停地做事情,便没有空闲的时候,所以根本体会不到任何真实的瞬间,于是只好再以不停地做事情来填补无尽的空洞……

早在上世纪60年代,组织心理学家本尼斯等人(Warren Bennis &Philip Slater)就提出,世界正在迅速地发生变化,这可能使一切事物(包括职业、家庭、角色和责任)很快脱离稳定性,只具有临时性。由于生活节奏加快,使得人们在过短的时间内承载了太多的变化,这种过快的"未来冲击"将导致人们变得无所适从、紧张、焦虑和困惑,并最终加大罹患癌症、心脏病和高血压等疾病的几率。对"未来冲击"的过分警觉成了人们"停不下来"的重要原因,然而,当他们不幸陷入以上的恶性循环中时,负面情绪和疾病的威胁更是有增无减,因为他们将一再与真实的生活擦肩而过,这必然带来更为严重的不快与不稳定。

打破这一循环的唯一方法就是停下来创造一个真实瞬间发生的机会:夜里,等孩子睡熟之后,关掉电视,和你的爱人相拥而坐,享受这夜的宁静、心的亲近;与其为每个周末煞费苦心地计划,在周末真正来临时却心不在焉、满脑子被其他事所占据,不如在附近的公园里走走,聆听大自然的声音,用心感受一草一木;下次和朋友聚会时,不要事先安排任何活动,只要心无旁骛地投入到单纯的相聚之中就够了……

厦门人"慢节奏"的生活方式在此值得一提:第一是"走得慢",第二是"喝得慢",第三是"吃得慢"。没有车马的喧闹,没有人声的鼎沸,飘荡在人们耳边的只有涛声、鸟声和琴声。鼓浪屿上没有机动车，也没有自行车，无论是闲散的人，还是忙碌的人，都得安步当车。慢悠悠地走着，心就放松了下来，美丽的风景也自然尽收眼底。对于小口"酌"茶的厦门人来说，茶具和茶叶都不重要，重要的是品茶的时间和心情，在慢喝慢品中把茶道中的闲散和自得发挥到了极致。厦门人独特的排档文化算是一种慢食潮流，菜上得再慢他们也不着急，面对盘中的菜肴，先得慢慢观察、把玩，然后方能品出其中真味。

慢生活是一种生活态度，这里说的"慢"并非速度上的绝对慢，而是提醒生活在高速发展时代的人们，不妨找个时间将前进的脚步稍作停留，来关注一下周遭与当下，进而发掘出本真的自我，感受生活的情趣。相对于当前社会匆匆忙忙、紧紧张张、纷纷扰扰的快节奏，慢生活是一种更为需要的生活调节，在这种调节中，你开始重新审视自己，以更加稳健且快乐的方式向着人生的下一站前行。慢生活不等同于没有效率的慢动作，而是一种心态和姿态。放慢速度不是拖延时间，而是让人们在生活中找到平衡，拥有"工作再忙心不忙，生活再苦心不累"的最佳心理状态。以这样的心态做人做事、投入生活，不仅有滋味，更有质量。

本章小结

在本章中，我们将流畅感的获得与活在当下的人生智慧联系了起来。首先，我们揭示了大多数人存在的误区：不休不止地为未来做准备，却没有好好地享受当下的生活，结果好比"只栽树，不乘凉"，忙碌之后总感受不到本该拥有的快乐。于是，我们又进一步讲解了面对当下应该持有的态度——接纳并且珍惜。在明确了当下重要性的基础上，我们试图帮助人们更好地利用自己的身体感官临于当下，从与当下的积极共处中捕获流畅体验。

接下来，我们揭示了人们可能存在的另一个误区——渴求"拥有更多"。这与将关注点始终指向未来的做法类似，都忽略了自己已拥有的东西以及正在经历的生活，于是我们通过向人们介绍"简化生活"的乐趣，引导人们更多关注自己的内心体验，而不是外在的物质累积，这是做回真我的途径之一。之后，我们又分析了两种"为别人而活"的典型事例，旨在帮助那些一度迷失自我的人找到症结，重拾快乐。最后，我们探讨了"慢生活"的涵义和价值，激发人们在"慢"中求解人生的滋味，品味深层次的快乐。

第 8 章　流畅感与内在力量

> 我们征服了力量，于是我们便得到了力量。
>
> ——爱默生

前面的章节中，我们已尝试将流畅感与生活中的各个方面联系起来，探讨了流畅感在这些方面体现的形式，以及它们是如何相互促进的。我们可以这样推断：一个常常涌现流畅感的人，更可能是一个擅于学习、投入工作、乐享休闲的人，这样的人能够很好地践行“活在当下”的理念，并且拥有令人满意的人际关系。

至今，我仍能回忆起自己在中学时代考场上体会到的流畅感，虽然“考试”这两个字听起来难免让人紧张和焦虑，但当参加的考试是自己擅长的科目时，我会运笔如飞、脸色微醺，整个人只沉醉于此刻的所思所想，时间在不知不觉中飞逝……这样的感觉好极了！只是，更多时候我们并非如此感觉良好，我们会抱怨工作周而复始，抱怨周末索然无味，抱怨浪费了时间，抱怨人情的淡漠，总之，流畅感就像在与我们“躲猫猫”一般，不会轻易地出现在生活里。

因此，在全书的最后一章，我还想追问的是：我们究竟要具有怎样的力量，才能更多地捕获美好且易逝的流畅体验？关于“力量”的解读，我喜欢爱默生的这句话：“我们征服了力量，于是我们便得到了力量。”事实上，那些有助于我们获得流畅体验的力量就来源于我们自己，它将在直面并战胜自身局限之后爆发。就像两个比赛“扳手劲”的人，你扳倒了对手，也就成了更有力量的人。

循着这一思路，我们将在本章重点阐述有助于流畅感获得的内在力量，当然，也可以反过来理解为如何战胜那些自身的局限，如分心、纵欲、消极等，这其实也关乎人性的完善，是一种终身的修炼。

8.1 专　　注

在上一章中，我们谈到了流畅感与活在当下的关系。事实上，当一个人完全沉浸于当下时，头脑将处于纯意识的状态，变得十分寂静，就像那广阔无垠、晴朗清澈的蓝天，看不到一片云。在这样的状态下，人们不受任何杂念的干扰，很容易专注于眼前的事情，为流畅感的产生创造了条件。而当一个想法升起时，它就像一小片云朵，穿越过无垠的蓝天。为了使人们的头脑像无垠的蓝天一样始终保持寂静与清澈，心理学在禅修、冥想、瑜伽等东方练习基础上发展起了许多训练专注的技术，由海耶斯（Steven C. Hayes）博士发展起来的接受与承诺疗法（Acceptance and Commitment Therapy）就是其中之一。该疗法的目的之一正是让人们有效地处理痛苦的想法和感受，减少这些想法和感受对当下生活的干扰。这一疗法的独特之处在于处理这些想法和感受的方法不是试图控制它们，因为控制并不能使人们从分心的状态中抽离出来，反而会衍生出更多新的问题。美国小说家艾伦·坡（Edgar Alan Poe）在他的短篇小说《反常的小鬼》（The Imp of the Perverse）中反映了人类心理的这一分歧。主人公执行了完美的谋杀计划，他继承了死者的全部遗产，靠着这笔不义之财，快乐健康地享受了几年逍遥日子。但是，每回他的意识里只要隐约出现他曾经谋财害命的念头，他就会对自己喃喃自语："我很安全。"他就这么平安无事地过了好几年，直到某一天，他把自己的祈祷词改成："我很安全——只要我不笨到在众人面前说出真相。"自从他的脑袋里出现了这个念头之后，他开始每天坐立难安，努力压抑那股说出真相的念头，但他越压抑，想把真相一吐而快的念头就越强。最后，他吓得惊慌失措，开始拔腿快跑，大家便开始追他，后来他昏了过去，等他意识恢复后，别人告诉他，他已经原原本本说出了自己谋财害命的真相。读完这个故事，我们每个人应该都深有同感，因为我们脑中也经常出现那个"反常的小鬼"——你在网球场上奋力拼杀，"反常的小鬼"却在你耳边碎碎念："这局肯定是要输了！"你在办公室里卖力工作，"反常的小鬼"又跳出来了："怎么做得这么慢，家里还有一堆事儿呢！"你在参加一次重要的社交，"反常的小鬼"仍然没有放过你："千万别说错话，别做出什么不得体的事情啊！"……就这样，我们一次次被这可恶的小鬼干扰，难以专注于当前的事情，更无法体验到令人着迷的流畅感。幸而，有一位叫韦格纳（Dan Wegner）的社会心理学家把这个屡屡作祟的小鬼拖进了实验室。

在韦格纳的实验中，他要求实验对象努力不去想某样东西，比如，白熊、食物或某种众人心中已定型的事物。但这真的很难办到，更重要的是，你一停止压抑这个念头，这个念头便马上排山倒海般的涌入你脑中，这时要摆脱这个念头就变得更加困难。当控制化处理过程企图影响大脑思考（如不要想白熊）时，它其实已立下一个明确的目标。每当我们追求目标时，心理有一部分便会自动监控进度，以便进行必要的修正或知道目标达成与否。当目标是行动目标时（如准时抵达机场），大脑的反馈系统就会运转良好。但当目标是心理目标时，大脑的反馈系统就出状况了，因为自动化处理过程会一直自我检查："我没在想白熊吧？"结果大脑一发现没有在想白熊，白熊的念头马上就又跑了出来，所以我们得花更大的力气转移注意力。最后，自动化处理过程跟控制化处理过程会花很大的力气跟对方对抗，但因为控制化处理过程很快就疲累下来，所以精力无穷的自动化处理过程会一路无阻地顺畅运作，这时脑中便会出现一大群白熊的影像。所以，我们越想摆脱某个令人不快的念头，这个念头就越会阴魂不散地缠绕着我们不放。

好了，现在让我们回到前面提到的接受与承诺疗法（以下简称 ACT），这一疗法的很多技术都遵循了对大脑自动化处理过程的顺应，由于停止了控制化处理过程与之的对抗，人们反而能更好地摆脱各种想法和念头的干扰，将注意力集中到当下，同时使情绪保持在平和、愉悦的状态中。在 ACT 的几个核心技术中，首先是要让人们接受不时出现的想法和念头。为了让人们理解控制自动化思维是一场绝不会获胜的"游戏"，ACT 运用了许多类似"不要想咖啡"的练习。下面就请你来体验一下：想象在你的面前摆放着一杯柔滑香甜、甘美浓郁的拿铁咖啡，圆鼓鼓的咖啡杯里正溢出股股熟悉的香气，从你的鼻腔漫至喉咙再浸润到你的胃里。接下来的时间里，你唯一要做的就是不要想任何前面提到的咖啡的性质，不要在眼前浮现任何与咖啡有关的画面。结果怎么样？你能做到不去想咖啡吗？是的，不能！因为这一练习正是要让你明白"控制是问题"，我们无法做到运用严格的控制来压抑头脑中的各种想法。事实上，我们的大脑永远不会停止"讲故事"，它不断比较、判断、评价、批评、教训、幻想，它讲的许多故事都很能抓住注意力，于是我们一次次地迷失在这些"故事"里，被这些"故事"占去时间、精力和注意力。并且，大多数时候我们都过于认真地看待我们的想法，由此促进了"精神能趋疲"的产生。ACT 告诉我们：你可以不必对自己的想法太认真，当你的大脑又开始"讲故事"的时候，你只需温和地道声感谢，谢谢它与你的分享，然后便重新投入到你正在进行的事情上。当然，使用这一方法的前提是这些想法与你当前所做的事情毫不相关，对你的行动没有助益。

ACT 还通过使人们对自我的理解从被各种标签化的自我（conceptualized self）转化成作为背景的自我（self as context）这一方式，使其不再将负面体验视为威胁，进而加强了与此时此刻的联结。"是棋盘，不是棋子"的比喻可以帮助你更好地理解作为背景的自我：想象一个无限延伸的棋盘上摆着对阵的白子和黑子，白子是积极体验，黑子是消极体验。你与其认为自己是白子，不如认为自己是棋盘，你可以有痛苦的记忆和不好的想法，白子和黑子的战斗也还会继续，但你"可以让战斗继续，而不必生活在战区"。这里，我们将各种标签化的自我称为"思考自我"，将各种作为背景的自我称为"观察自我"。思考自我一直在产生想法，但是它经常让我们对此刻正在做的事分心，它所产生的"精神能趋疲"使我们的意识陷入混乱，无法按照某一意图行动。思考自我如同一个时间机器，不断将我们拉入未来和过去，这个持续的大脑活动对当下的行为是一个巨大的干扰，其破坏力正如前文描述的那个"反常的小鬼"。幸运的是，观察自我可以让我们既不刻意压抑思考自我产生的各种想法，又可以让我们不受思考自我的干扰，心无旁骛地与当下联结。观察自我不具判断性，它总是怀着兴趣开放地记录它所观察到的每一件事，通过它，我们可以与人类体验进行最深最广的联系，不管那个体验是新奇的、令人兴奋的，还是熟悉的、让人不自在的。当我们敞开心扉时，我们所害怕的事情常会变得不再那么讨厌。同样的，即使对那些最为熟悉或最为寻常的体验，也经常能用全新的眼光满怀兴趣地去看它。有了这种不加判断、完全投入的体验过程，我们就可以轻易地与当下联结，专注于眼前的事情。

最后，让我们一起来练习一下，当你试图与某些体验联结时，如何应对以思想和情绪形式出现的干扰：

(1) 让这些思想和情绪自由来去，保持联结；

(2) 当你的注意力开始分散时，你一旦觉察到了，就承认它；

(3) 这时，你可以默默地对自己说："谢谢，大脑。"然后轻轻地把注意力放回到你正在进行的联结上。

8.2 自　制

1960年代末到1970年代初，美国斯坦福大学心理学教授沃尔特·米歇尔(Walter Mischel)在校内的一间幼儿园里进行了一项长期实验，研究人员随机找来一些小朋友参与了这个实验。实验中，每一位小朋友都被单独安排在只有一张桌子和一把椅子的房间里，不过桌上的托盘里却装着他们的"致命诱惑"——一块美味的棉花糖。这时，一位和气的叔叔走过来和小朋友们玩了一会儿，然后对他们说："嗨，宝贝们，接下来我会离开一下，你们随时可以吃掉面前的棉花糖，但如果你们能够乖乖等到我回来再吃的话，就可以再得到一颗棉花糖作为奖励哦！”叔叔走后，有些小朋友想都没想就把棉花糖吃掉了，另一些小朋友很想再得到一颗棉花糖，于是，每一秒对他们来说都是巨大的煎熬。他们有的又哼又叫，捂住眼睛或者背转身体不去看那诱人的棉花糖；有的开始做一些小动作——踢桌子、拉自己的辫子，甚至用手去打那颗棉花糖。最终，他们中的一些很快就缴械投降，但还是有大约三分之一的小朋友成功等到了叔叔回来，多得到了一颗棉花糖。这是一个关于“延迟满足”的经典实验，实验的最初目的是研究为什么有人可以“延迟满足”，有人却只能投降的心理过程。然而，米歇尔教授后来在与自己同样参加过上述实验的3个女儿谈及她们幼儿园伙伴们的近况时发现，这些孩子的学习成绩与他们小时候延迟满足的能力存在某种联系。于是，他逐一联系了这些已是高中生的实验参加者，针对这些孩子的学习成绩、处理问题的能力以及与同学的关系等方面进行了问卷调查。结果发现，当年等不到实验人员返回就吃掉棉花糖的孩子无论在家里还是学校都更容易出现行为上的问题，成绩分数也较低。此外，他们通常难以面对压力、注意力不集中且很难维持与他人的友谊。而那些成功赢得棉花糖奖励的孩子在以上各方面的表现都优秀得多。后来，米歇尔及他的团队又继续对这些实验参加者进行了跟踪研究直至他们35岁以后，结果发现，“成功等待”与“放弃等待”的实验参加者在各方面的差异仍然存在。米歇尔提出，孩子们能否克制住自己的欲望，在于有没有“元认知”(metacognition)的能力——一个人对自己思维的认知，即对自己大脑的思考过程进行思考的能力。那些能为了远期目标而克服眼前诱惑的孩子并不比其他的孩子更聪明，也不是因为他们更不贪婪，而是因为他们有更好的方法“骗倒”自己拒绝眼前的欲望，去做更好的选择——他们在等待的时候会看着墙，而不是盯着那些诱人的食物，他们有意识地不停踮脚活动，以分散食物香味带来的诱惑。等待对于谁来说都是痛苦的，但是有些孩子知道怎么用更好的办法去分散自己的注意力，暂时忘记食物的诱惑，他们了解自己大脑会想什么，并且懂得应该为此做些什么。

希斯赞特米哈伊将人们喜欢的活动划分为了两类：一类是能够使肉体或身体享受到快乐的活动，如食物、性爱、抓背、听音乐等，通过这类活动所获得的快乐被称作“愉悦感”，带有很强的感官和情绪成分；另一类是那些极具挑战性、与自己能力相当的活动，在这类活动中，我们所获得的快乐被称作“满足感”，这是一种全心投入、发挥自己所长、到达忘我境界的感受，它能让我们达到本书所探讨的流畅体验。据此，我们可以进一步解释两类实验参加者在长期的跟踪研究中所体现的差异:急不可待地吃掉棉花糖的孩子很可能在今后的生活中也更倾向于享受身体感官所带来的快乐,他们更容易在可以产生"愉悦感"的活动中不能自拔。而那些得到棉花糖奖励的孩子依靠"元认知"的能力,成功延迟了"愉悦感"的获得,在努力坚持的过程中完成了一件极具挑战性的事情,因此得到了自我成长和更大、更持久的快乐。

说到这里,你想过生活中哪些事情是你越追求更多却越体会不到愉悦感了吗？比如,进食。面对一桌子大餐时,食物散发出的诱人香味吸引着我们不断填充胀鼓鼓的胃肠,虽然吃起来并不如闻起来美妙,但出于对口腹之欲无节制的满足,我们就真的这样停不下来了,"减肥"永远都是明天的任务。比如,网上购物。坐在电脑前,着魔般的点开一个个网页,浏览铺天盖地的商品信息,为一些本不需要的东西花去大量的时间和金钱,事过之后方才扼腕叹息——自己沦为了十足的"淘宝控"。比如,看电视。你正着迷于一部热播的电视剧,一集接着一集地看个没完,以为这样就会获得更大的愉悦感,没想到却被这种无节制的行为拽入泥潭:电视剧的好看程度大大降低,由此浪费的时间使你不得不将其他更重要的事情搁置一旁,"拖延"令你沮丧不已。在琳琅满目的"诱惑"面前,我们常常感到自己像是失控的白鼠,为了一时之快,不停按动刺激大脑多巴胺分泌的开关,直到体力透支、了无兴趣。你会发现,即便是无人不爱的"愉悦感",如果来得太多太快,也将会失去原来的效果,甚至令人麻木、厌倦。因此,愉悦必须有所节制,才能维持其效果。

事实上,自制力既关乎我们能否抵御诱惑,又与我们实现有效的自我管理、更多地体验流畅感密切相关。然而,"短视"行为却是人类天性的表现,正如上文棉花糖实验中那些放弃等待的孩子一样,未来的奖励虽然大于即时的奖励,但他们还是因为需要时间等待而给未来的奖励打了折扣,宁愿选择及时享乐。好在这样的天性我们也非无力扭转,大脑中的前额皮质(位于额头和眼睛后面的神经区)可以帮助我们控制关注什么、想些什么,甚至影响我们的感觉,由此逐渐发展起来的自控系统能使我们更有效地管理自己的行为。

"吃葡萄干练习"是训练"正念"(以一种特定的方式来觉察)的一个经典练习,它除了能让我们专注于此刻的感受、不受心念干扰之外,还能让我们学会注重当下行为的品质。现在,你就可以拿起一粒葡萄干,跟着我们的指导语来进行练习了。首先,想象自己是一个两三岁的孩子,第一次见到这样一个小颗粒,你很想知道它究竟是什么,味道怎么样。于是,你将它拿起来,由远到近、由近到远地仔细观察，全神贯注地从不同角度探索它的每一个细节：色泽、外皮上的褶皱与凸起以及其他不同寻常的特征。接下来，你试着将它放在手指间把玩、揉捏，仔细感受它的质地。这时，你不禁将它放在了鼻子与上唇之间，深深地吸入它散出的香气，你的嘴巴和胃也随之发生了一些微妙的变化。呵，终于，你忍不住慢慢将它放到唇边，用舌头去舔舐，然后轻轻地放入嘴里，不去咀嚼，用几分钟体验一下它在口中的感觉。然后，你开始从一个地方有意识地咬上一口，再一口，看看又会发生什么，体会它随着你的咀嚼产生的味道变化。不要吞咽下去，感受一下口中葡萄干的味道和质地，时刻留心它还在发生怎样的变化。当你发现是时候可以将葡萄干吞咽下去了，就请将注意力追踪到你的胃，看它在进入胃之后会带给你什么样的感觉……练习做完了，你一定为自己这样一次超慢动作的进食感到惊叹吧，想想平日里将葡萄干一把把塞进嘴里的感觉，竟然不如这样慢吞吞地吃进一粒让人印象深刻，我们试图紧追不放的食物带来的愉悦感，并没有因为量的累加而产生质的提升，而恰恰是这种“不重量，但重质”的悉心体验，让我们收获了更大的满足感。

斯坦福大学最受欢迎的心理学课程——《自控力》中讲到的“10 分钟等待”的方法可以进一步帮助我们训练自己的意志力：如果你发现自己在“诱惑”面前无法做到“没有下一次”时，就请给自己强制安排 10 分钟的等待时间，在这 10 分钟里，一定要时刻想着长远的奖励——你真正想要的东西，比如成功减肥、自我提升、工作任务完成等。这能让你降低对未来回报的折扣，不因眼前的“诱惑”放纵自己，做和长期利益相悖的事情。在这等待的 10 分钟里，你若战胜了冲动，迎来的将是激动人心的自我成长。

8.3 正能量

乐观的性格

快乐的“适应原则”告诉我们：不论是幸运地买彩票中了大奖，还是不幸地因车祸失去了双腿，人们都能在一段时间后恢复到自然平静的状态——每个人自己的快乐起始点(happiness setpoint)，即大脑系统默认的快乐程度，而这基本上是由我们的基因决定的。由此看来，生活境遇的变化并不能从根本上影响一个人的心理感受，可反过来，一个天性乐观的人却能在任何生活境遇下恢复到较高的快乐程度。他们不太需要借助物质、财富、权力、名望、娱乐等外在条件来增添自己的快乐，因为他们能从自己所做的每一件事本身得到积极的回馈，换句话说，他们能做到自得其乐。

希斯赞特米哈伊曾对200名青少年进行了一周的ESM跟踪研究，让他们报告一周生活中出现的高挑战、高能力情境，并计算其发生率。根据流畅体验的发生要素，那些报告高挑战、高能力情境发生率较高的青少年理应获得更多的流畅体验，因此被认为更能自得其乐。调查发现，其中有50人表示一周内的高挑战、高能力出现频率在75%以上(称作自得其乐组)，有50人表示在15%以下(称作非自得其乐组)。那么，他们在一周内利用时间的方式又存在何种差别呢？最显著的差别是，前组的青少年平均有11%的清醒时间用于读书，比后组青少年多出5%。在嗜好方面，前组所花时间约为后者的2倍；在运动方面，前组所花时间为后组的2.5倍。唯一相反的是看电视，非自得其乐组的青少年花在电视上的时间几乎为自得其乐组青少年的2倍。你会发现，能够做到自得其乐的青少年往往倾向选择心智、技能参与较多的活动，因此他们乐于将时间用于学习或发展一项自己的爱好、特长上，较少将时间耗费在被动式的休闲、娱乐上，这为他们更多地获得流畅体验创造了条件。接下来的问题是：更多的流畅体验是否能进一步帮助提升主观感受？于是，通过调查比较了两组青少年在生产类活动(包括读书或支薪工作)中的表现情况，结果发现：自得其乐组的青少年在生产性活动中表现出了高度的专注力及自尊心，并十分肯定眼前所做的事对将来很有助益；在快乐或乐趣方面，两组的差异并不显著。这样的研究结果为我们呈现出了一种连锁反应：乐观且自得其乐的性格促使人们选择高挑战、高能力的活动并从中获得流畅感，更多的流畅体验又提升了人们的主观感受，使他们在生产类活动中表现得更为积极，更能体验到活动的价值和意义。

我的一个朋友正是这一性格特征的写照。大学毕业后，她一直在一所高校担任辅导员，琐事缠身是在所难免了。不过，她从没有抱怨过自己的处境，也不甘埋没于繁琐的日常事务里周而复始。她总是不断地结合自己的特点和爱好寻找富有挑战的事情，津津有味地经营着她想要的生活，丝毫没有受限于自己的工作性质和能力。在旁人的眼中，她是一个永远充满激情与活力、特别敢想敢折腾的人。当然，一定也有质疑的声音：不就一个小小的辅导员嘛！再喜欢折腾又能怎样？好久不见，一天，电话里又听到了她那激昂且快乐的声音，她兴奋地告诉我工作中的一些新进展：她的硕士论文获得了学校的项目经费支持，不仅顺利结题，硕士学位也如期拿到，现在，她的论文研究成果也已通过了出版社的审核，正准备出一本书；为了进一步把现有的研究深入下去，她连续三年申请了教育部的青年基金，今年终于顺利通过，拿到了8万元的研究经费；未来，她还想在自己的研究道路上走得更远，因此，她又开始着手准备攻读这一领域的博士……听着她的分享，我似乎也被注入了新的能量，跟着她一起“炫动”起来。“你是怎么做到的?”我很想知道一个学术功底并不扎实、工作又与科研不沾边的辅导员是如何一步步向着自己的目标迈进的。“你知道，我的时间有限，做研究也确实不在行，但我就是喜欢给自己制订一些有挑战的目标，当我为了实现这些目标穷尽所能时，我感到很有乐趣和成就感。我很清楚自己的核心优势——擅于利用和整合资源，所以我在做研究的时候也尽量发挥这一优势，大胆请教了很多相关领域的专家，还建立了自己的课题小组，是他们帮我一起完成了这么有挑战性的工作，真的开心极了！我还要继续做下去!”她的声音坚定有力，饱含着对当下的满足、对未来的希望，这些愉快的经历都将成为她继续前行的动力。

积极的情绪

宁静的早晨，我像往常一样被儿子的闹腾声唤醒，微睁惺忪的睡眼，只见闹钟上的指针不偏不倚地指向了7:00，新的一天就这样来到了。今天是产假后上班的第一天，等待我的将是接踵而至的工作任务和拖延已久的论文、书稿。首先要面对的不同是，现在的我已不能像从前那样，掐好时间，快速地打理好自己，顾不得吃早饭就匆匆忙忙地赶往办公室。我的时间不再全由自己支配，我必须十分用心地安顿好这个“初来乍到”的小家伙，然后才能放心地离开，投入一天的工作。这样的早晨注定是忙碌的！想到这里，我慌忙起身，走到儿子的小床边。只见他扭动着小身体，一手扯着自己的小被单，一手放在嘴里津津有味地吮吸着，看见我来了，马上开心地报以微笑。我俯身拉起儿子胖乎乎的小手，跟他抑扬顿挫地说英文，他立刻停住不动了，用亮晶晶的眼睛佩服地看着我，间或“啊咕啊咕”地回应着，我忘我地享受着与他互动的美妙时刻，心中满是欣喜。10分钟后，我离开了儿子的小床，开始洗漱、收拾，然后再回来给他擦脸、擦手、换衣服。每当毛巾轻拂过儿子的小脸，他总是忍不住闭上眼睛“咯咯”直笑，引得我也跟着乐了起来。这时，妈妈已准备好了早餐，我边吃边和抱着儿子坐在一旁的妈妈闲聊，小家伙很专注地看着我们，可爱的动作和表情常常成为我们的笑点。吃过早饭，我抱起儿子给他喂奶，看着他大口大口地吮吸，我的心里暖暖的，感谢他用茁壮的成长增添了我作为母亲的自豪感。安顿停当，我终于可以从容地走出家门，回头看见妈妈抱着儿子在窗前微笑着向我挥手，再一次，我被浓浓的爱意融化，由衷地感恩我所拥有的一切！我不禁加快了脚步，美好的一天，我要好好工作！

积极心理学的领军人物之一——芭芭拉·弗雷德里克森(Babara Fredrickson)教授在她的《积极情绪的力量》(Positivity)一书中也曾描述过一个忙碌的早晨，假设了面对同样的早晨可能出现的两种不同的场景。这两种场景带给人们的感受截然不同：前者阴暗沉重，后者轻松愉快。同样的早晨，不同的是主人公植入的情绪从消极变为了积极，因此，良好的感觉产生了，一整天都变得动力十足。弗雷德里克森教授总结了 10 种积极情绪的形式，分别为愉悦、感恩、宁静、兴趣、希望、自豪、逗趣、激励、敬佩和爱。于是，如上文中的描述，我也尝试着以积极的情绪展开一天的生活，用心觉察每一个美好时刻。结果如我所料，积极情绪真的给我注入了强大的力量！

弗雷德里克森教授在积极心理学领域有一项杰出的贡献——积极情绪的扩展和建构理论。她曾用诗意的语言描述了该理论的核心内容："把你自己想象成春天里的一朵花，你的花瓣聚拢，紧紧围绕着你的脸。即使你还可以看到外面，也只有一点点光线，你无法欣赏发生在你身边的事情。然而，一旦你感受到阳光的温暖，情况就变了。你开始变得柔软，你的花瓣放松，开始向外伸展，让你的脸露了出来，并拿掉了厚实的眼罩。你看见的事物越来越多，你的世界相当明确地扩展着，可能性不断增加。"使你像花儿一样绽放的温暖阳光就是积极情绪，它让你感觉良好，从而看到更多、想到更多、创造更多，和周围的人更和谐、更亲密。弗雷德里克森教授通过给实验中的被试注入积极情绪、中性情绪、消极情绪，比较不同情绪背景下被试的注意范围、思维广度、人际互动方式等，证实了积极情绪的作用是显著的。

当然，一个人始终保持积极的情绪状态几乎是不可能的。"水至清则无鱼"，真实的人生必是五味杂陈。积极的情绪就像是透明的清水，消极情绪则如同水中的杂质，我们无需把杂质全都过滤掉，只要随时添加清水，就不会因为水太过浑浊而影响视野。生活中，用不断灌注的积极情绪去战胜不时产生的"精神能趋疲"，这可以维持良好的自我感觉，也将触发你打开自己的各个感官通道，表现出更大的开放性，体验到每一次挑战带来的流畅感。值得庆幸的是，为我们生活注入积极情绪的机会无处不在：闭目重温一段快乐的往事，接受或表达一份由衷的善意，给自己一个小小的犒赏，品味眼前美好的事物……

和谐的内心

《论语》中记载了这样一个故事。孔子的学生问他："老师，做政治管理要有哪几个必备前提啊?”孔子回答得很简单:“有三样就够了——足兵,足食,民信之矣。”足兵是要有充足的国家机器,能保证国泰民安;足食是要有相对丰富的物质条件,让大家衣食无忧;民有信是要老百姓内心有信仰,能够确立自己的人生,不迷茫。学生还不满足,继续问道:“此其三,必去其一,去何?”老师想了想说:“去兵。”如果非要作出选择,国家机器可以不要,但人总要吃饭,还要有信仰。学生又问:“此其二,必去其一,去何?”老师很认真地告诉他,那就去食吧,也就是说,没有粮食、没有物质条件不是最可怕的,没有信仰所带来的内心惶恐才是最可怕的,这会让我们什么事也做不成,活得毫无意义。于是,老师最后总结道:“自古皆有死,民无信不立。”说到底,最不能舍弃的是信仰,它就像人们行为的一个锚点,一旦缺失,除了难以成事之外,内心也将充满了惶恐。

其实,信仰和价值观颇有相通之处,都反映了人们生命中最看重的东西。然而,我们真能做到了解自己看重的是什么,并且一直跟随自己内心的那个最强音,不慌乱、不惶恐吗? 08年四川地震之后,人们的价值观因为巨大的灾难受到了洗礼,各种欲望瞬间褪去,生命中最有价值的东西都归位于对当下生活与人间真情的珍惜,内心的冲突少了,人也变得柔和而平静,一时间仿佛时光倒流,人们都远离了这个充斥着欲求和选择的年代……不过,这只是人在特殊境遇下的表现,当灾难的影响渐行渐远,人们的内心又开始被各种欲求和选择搅动得无法安宁。毫不掩饰地说,在这个浮躁的年代里,我也常常无法遵循自己的价值观,从容不迫地做与价值观相契合的事情。虽然我知道自己更适合从事与专业相关的事情,通过专业造诣的提升来增加成就感和幸福感是我最看重的东西,然而,面对各种机会和选择,我仍然会感到迷失和慌乱。背后的原因是,我总想获得更多,而这些所谓的机会和选择就成了一个个干扰因素,让我不得不分出精力来四处应对,从而搁置了原本最看重的东西。正是这一内心的冲突,以及由此带来的低效率行为使我陷入了焦灼。北京师范大学心理学院的刘翔平教授在他所著的《神经质人格》一书中写道:“一个经常违背自己本意做事情的人最后一定会得心理障碍。”按照这样的逻辑,一个内心充满了矛盾和冲突、常常违背自己价值观的人显然是不快乐的,更是不从容的。只有当我们的内心是和谐的,才能愉快地、自如地将一件件事情做好,然后惊喜地发现,接受的挑战与自身的能力都在无形中稳步增长、逐渐匹配,就真的体会到了那个叫“流畅感”的东西!

本章小结

进化心理学告诉我们，人们对脂肪和糖的喜爱是因为人类祖先生活的非洲大草原物质极其匮乏，为了获得动物脂肪，原始人必须捕猎动物或者从已经死亡的动物身上提取；为了获得糖，则必须找到成熟的水果。这两个任务都是比较复杂的，有时甚至伴随着危险。因此，在这种环境下，人们对脂肪和糖有着较强的欲望，并通过基因传递给子孙后代。诸如此类与环境相适应的行为大多是人类进化的必然结果，而且人不可能被无限改变，仍然会受到相对固定的基因组和相对固定的心理机制的牵制。这些限制中的一部分即是人性的某些弱点，或者可以将其理解为人类进化过程中的"矫枉过正"，这会阻碍积极感受的产生，掩盖我们的幸福感。

因此，本章从打破自身限制的角度，探讨了促进流畅感产生的内在力量以及如何提升这些力量。此外，本系列丛书的《性格优势与美德》一书专门介绍了美国积极心理学赛里格曼和皮特森的优势与美德研究，相信这些内容能够进一步加深我们对自身力量的认识与发挥，投身于更富流畅感与幸福感的生活。

后　记

一个阳光明媚的下午，心理咨询室走进一位眉头微蹙的男生，他急切地想要寻求帮助："我不快乐，很多时间都在幻想中浪费了，学习的时候老是走神，一点小问题就会莫名其妙地思前想后、纠结很久……"

后来，他每周都来咨询，这样的习惯持续了整整一年。我运用接受与承诺疗法、正念等方式来训练他的专注力，减少他在无意义事情上耗费的精神能量。我还了解到，他是学校程序设计大赛集训队的种子选手，每当谈起训练、比赛的事情，他总是神采飞扬、喜形于色。无疑，于他而言，这些都是富有流畅感的事情，于是，我与他一同回味了一个个带给他流畅体验的精彩片段，并引导他将这些美好的体验也复制到生活的其他方面。

慢慢地，他越来越多地谈及自己发生的变化：虽然原来的问题还是或多或少地存在，但他已经知道如何应对，并且不再感到那么不安了，自己可以更从容地去做眼前的事情，纠结、郁闷的情绪少了很多。

其实，在陪伴他成长的这段时间里，我也行走在自我省思的路上。对于包括自己在内的绝大多数人来说，要做到轻松愉快并不困难，我们只需坦然地放下那些无需背负的包袱，轻装投入到现实的生活中去，用积极的视角捕捉每一个生命的瞬间。

所幸，积极心理学正是沿着这样的思路，试图为我们开拓出一条又一条通往生命最佳状态的道路。我不禁自问：生活在这样一个崇尚幸福的时代，又有哪一件事情比让自己先快乐起来更为重要呢？